RAPPORT GÉNÉRAL

A M. LE MINISTRE DE L'INTÉRIEUR

SUR

LES ÉPIDÉMIES

qui ont régné en France pendant l'année 1898,

FAIT AU NOM

DE LA COMMISSION PERMANENTE DES ÉPIDÉMIES

DE L'ACADÉMIE DE MÉDECINE

PAR

M. le Dʳ Ch. FERNET

RAPPORTEUR

MELUN

IMPRIMERIE ADMINISTRATIVE

—

1900

ACADÉMIE DE MÉDECINE

RAPPORT GÉNÉRAL

sur

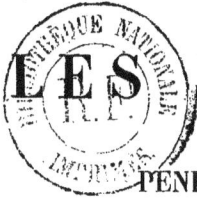

LES ÉPIDÉMIES

PENDANT L'ANNÉE 1898

RAPPORT GÉNÉRAL

A M. LE MINISTRE DE L'INTÉRIEUR

SUR

LES ÉPIDÉMIES

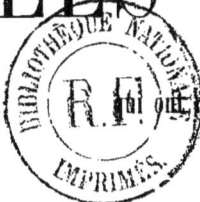

qui ont régné en France pendant l'année 1898,

FAIT AU NOM

DE LA COMMISSION PERMANENTE DES ÉPIDÉMIES

DE L'ACADÉMIE DE MÉDECINE

PAR

M. le Dr Ch. FERNET

RAPPORTEUR.

MELUN

IMPRIMERIE ADMINISTRATIVE

—

1900

RAPPORT GÉNÉRAL

A M. LE MINISTRE DE L'INTÉRIEUR

SUR

LES ÉPIDÉMIES

qui ont régné en France pendant l'année 1898,

FAIT AU NOM DE

LA COMMISSION PERMANENTE DES ÉPIDÉMIES DE L'ACADÉMIE DE MÉDECINE

PAR

M. le Dr Ch. FERNET, rapporteur.

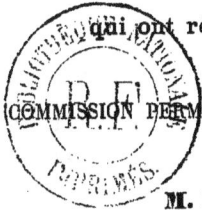

MONSIEUR LE MINISTRE,

Chargé, au nom de la Commission des épidémies composée de MM. Bucquoy, Weber, Laveran, Landouzy, Rendu et Fernet, rapporteur, de vous présenter le rapport général sur les épidémies pour l'année 1898, je viens accomplir ma tâche, avec l'aide des documents qui m'ont été communiqués.

Ces documents sont de deux ordres : des relevés statistiques dressés par l'administration préfectorale, des rapports élaborés par les médecins des épidémies. Tous deux doivent faire connaître les différentes épidémies qui ont été signalées pendant l'année, leurs causes et les moyens employés pour les combattre.

Pour les uns et pour les autres, j'ai le regret de remarquer un certain nombre de lacunes : la plupart des grandes villes et plusieurs départements ou arrondissements n'ont rien envoyé, ou n'ont fourni que des tableaux statistiques ; quelques rapports médicaux manquent aussi à l'appel, ou sont tellement sommaires qu'on n'en saurait tirer aucune indication utile. La mention *néant*, qui figure trop souvent sur les feuilles, pourrait être quelquefois accueillie avec plaisir, si l'on était certain qu'elle exprime la vérité et qu'il n'a réellement été constaté aucune maladie épidémique ; mais il est à craindre qu'elle signifie simplement qu'il n'a été tenu compte d'aucune d'elles, ou qu'on s'est abstenu d'en transmettre l'indication. Un tableau récapitulatif, dressé à la fin de ce rapport, permettra d'apprécier la contribution apportée, dans chaque département, par les médecins des épidémies et par l'administration.

Cette part faite aux regrets, je suis heureux d'adresser mes félicitations et mes remercîments à ceux de mes confrères, et ils sont nombreux, qui n'ont ménagé ni leur temps ni leur peine pour écrire des rapports dont la valeur scientifique n'a d'égal que le souci qu'ils témoignent du devoir social à remplir. Nos confrères de l'armée et des colonies n'ont pas manqué, suivant leur louable habitude, de se joindre aux laborieux rapporteurs des départements, et nous leur devons une très importante contribution à l'œuvre commune.

J'aurais souhaité, comme j'avais mission de le faire, fournir ici, d'une part des tableaux statistiques sur la morbidité épidémique dans les divers départements pendant l'année 1898, d'autre part l'exposé des diverses épidémies qui se sont montrées au cours de cette année.

Je serai obligé de m'en tenir à la seconde partie de ce programme, parce que j'ai l'assurance que les documents sur lesquels reposerait la première sont dépourvus de toute valeur, les statistiques administratives étant, ainsi que je vais le montrer tout à l'heure, insuffisantes, incomplètes et partant erronées. L'étude médicale des épidémies sera, au contraire, grandement facilitée par les nombreux et bons travaux qui nous ont été adressés.

Avant d'entrer dans l'étude particulière des épidémies, j'ai à examiner rapidement trois questions d'ordre général, à savoir :

1° Les défectuosités de la statistique administrative, dues à ce que la loi du 30 novembre 1892 sur la déclaration obligatoire des maladies épidémiques n'est pas observée ;

2° Les caractères présentés par l'année 1898 au point de vue de l'épidémiologie et accessoirement de la démographie ;

3° Les mesures générales propres à combattre les maladies épidémiques et contagieuses.

I

La déclaration des maladies épidémiques n'est pas faite ; les médecins des épidémies sont maintenant presque seuls à se soumettre à la loi de la déclaration obligatoire, et, dans les rapports qu'ils nous envoient, ils ne peuvent guère nous signaler que ce qu'ils ont observé dans leur pratique personnelle, forcément limitée. Les médecins de l'Assistance médicale, étant maintenant rétribués par le service médical gratuit pour les soins qu'ils donnent aux pauvres, n'ont plus intérêt à signaler les épidémies au service des épidémies, qui autrefois les indemnisait pour les soins donnés aux indigents ; et il en est de même pour les communes (Dr André, de Péronne). Les instituteurs, malgré les prescriptions de la loi scolaire, s'abstiennent souvent de faire des déclarations qui les exposeraient à la fermeture de leur école et qu'ils considèrent comme préjudiciables à leurs élèves et à eux-mêmes.

D'autre part, il n'existe pas, dans les communes rurales, de statistique des décès avec indication de la maladie, pas plus qu'il n'y a de service établi pour la constatation des décès.

Les médecins de l'Algérie et de la Tunisie se plaignent, de leur côté, d'ignorer ce qui se passe dans les arrondissements dont ils sont chargés. Souvent, disent-ils, on n'est amené à soupçonner l'existence d'une épidémie que par l'augmentation du nombre des décès. Les indigènes cherchent même à cacher les maladies contagieuses qui se développent parmi eux, parce qu'ils n'aiment pas voir l'administration française s'occuper de leurs affaires, et aussi parce qu'ils redoutent les mesures de notre hygiène et surtout les exigences du service de la désinfection.

Cela étant ainsi dans toute la France et dans ses colonies, les statistiques que peut fournir l'administration sur les maladies épidémiques sont absolument inexactes et ne donnent qu'une infime partie de la réalité. En veut-on la preuve ? Un de nos plus zélés correspondants, le Dr Boquin (d'Autun), voulant se rendre compte de la valeur de la statistique officielle dans son arrondissement, s'est donné la peine de dresser une statistique personnelle, en puisant ses informations dans les bulletins de statistique sanitaire et dans les listes de décès des communes, en même temps qu'il adressait un questionnaire à ses confrères, aux maires et aux instituteurs. Voici le résultat auquel il est arrivé : alors qu'en 1898, la sous-préfecture d'Autun n'avait reçu que 33 déclarations médicales et une déclaration du commandant d'armes d'Autun, il est parvenu de son côté à relever 363 cas de maladies épidémiques ou contagieuses non déclarées et 130 décès dus à ces maladies. Pour la scarlatine en particulier, 7 déclarations avaient été faites ; le Dr Boquin évalue à 148 le nombre des cas avec 5 décès. Ce seul exemple, pris presque au hasard, suffit à montrer le défaut radical de toutes ces statistiques ; car presque tous les médecins des épidémies signalent l'insuffisance des documents partiels qu'ils ont à leur disposition, et il me serait facile de citer un grand nombre d'exemples analogues à celui que je viens de rapporter. Aussi crois-je devoir m'abstenir de reproduire ces statistiques, documents administratifs qui n'ont guère d'autre mérite que leur calligraphie.

Si l'absence de déclaration des maladies épidémiques n'avait pas d'autre inconvénient que de fausser les statistiques, on pourrait encore en prendre son parti ; mais elle a un inconvénient autrement grave, celui de compromettre la santé publique. Il est évident que, pour combattre l'extension de maladies essentiellement contagieuses, la première condition est d'en savoir l'existence. Il est même indispensable que la déclaration soit faite aussi tôt que possible, pour permettre d'appliquer sans retard les mesures capables de limiter les progrès de l'épidémie ; en pareille circonstance, le moindre délai peut avoir des conséquences funestes. Or plusieurs médecins des épidémies se plaignent de n'être pas informés ou de l'être trop tard, quand déjà la maladie a pris une extension qui rend certaines mesures impossibles ou illusoires ; ils se plaignent encore des retards apportés par l'administration dans l'envoi des instructions aux intéressés ou dans l'exécution des mesures prescrites.

Pourquoi la déclaration des maladies épidémiques n'est-elle pas faite ? Aux raisons déjà indiquées, nos rapporteurs en ajoutent beaucoup d'autres : si les médecins s'abstiennent de faire la déclaration imposée par la loi, disent-ils, c'est quelquefois par oubli ou par négligence, c'est presque toujours volontairement et systématiquement, parce qu'ils craignent que cette déclaration soit contraire à leurs intérêts ou à ceux de leurs clients, parce qu'ils la croient inconciliable avec le secret professionnel, parce qu'ils sont empêchés par l'opposition des familles qui ne redoutent rien tant que l'intervention dans leurs affaires du pouvoir officiel, fût-il représenté par un médecin, parce qu'ils la considèrent comme inutile et dépourvue actuellement de toute application pratique, etc.

Quoi qu'il en soit de la valeur de ces arguments, la loi qui rend la déclaration obligatoire pour les médecins est la loi ; elle a eu l'assentiment de l'Académie de médecine et son respect s'impose tant qu'elle n'aura pas été modifiée ; mais en même temps que l'on professe ce respect, il est permis de s'associer au vœu exprimé par un grand nombre de médecins des épidémies, à savoir que, par une modification apportée à la loi actuelle, l'obligation de déclarer les maladies épidémiques incombe à la famille ou à ceux qui la représentent, ainsi que l'ont proposé d'ailleurs les auteurs de la loi sanitaire arrêtée en ce moment au sénat et qui impose à la famille, à défaut du médecin, l'obligation de déclarer les maladies contagieuses.

II

L'année 1898 n'a été marquée par aucune de ces grandes épidémies qui répandent partout l'épouvante et déciment les populations. A ce point de vue, elle a été une année heureuse, ce qui est dû sans doute à ce que la température, dans chacune des saisons, a été généralement douce et surtout uniforme. « Ce qu'il faut pour les médecins, dit ironiquement un vaudevilliste, ce sont des temps variables. » L'année 1898 n'a pas été variable, et la profession médicale a quelque peu chômé ; sauf la période de grandes chaleurs et de sécheresse qui est survenue pendant les mois d'août et de septembre, provoquant un grand nombre de maladies de l'appareil digestif, tout le reste de l'année a été clément et les maladies saisonnières ont été rares. En somme, « année agréable au point de vue de l'impression ressentie par les êtres vivants qui, dans nos climats tempérés, ont plutôt à souffrir des rigueurs du froid que des excès de chaleur ; il a fait en quelque sorte meilleur à vivre » ; ainsi s'exprime un de nos fidèles correspondants, le Dr Mignot (de Chantelle), dont, j'imagine, la verte vieillesse conserve l'aménité et la bienveillance qui la rendent souvent si aimable. Presque partout en France l'état sanitaire est déclaré excellent.

Il n'y a pas eu non plus d'épidémies imprévues : à proprement parler, d'ailleurs, les maladies épidémiques sont, pour la plupart, devenues chez nous des maladies endémiques ; la fièvre typhoïde, la scarlatine, la rougeole et tant d'autres existent à peu près partout et toujours : en raison de la facilité des communications et des déplacements, ces maladies, naguère cantonnées dans les grandes agglomérations, sont devenues ubiquitaires : notre sol est imprégné de germes prêts à pulluler et à se disséminer dès que les conditions favorables se présentent. Le choléra, la peste, le typhus exanthématique et la méningite cérébro-spinale font à peine exception à cette règle et ne sont pas encore acclimatés chez nous.

Les épidémies que nous observons ne sont donc, à vrai dire, le plus souvent que des recrudescences de maladies permanentes, ou des épisodes morbides à apparition accidentelle, dans des milieux limités qui jusqu'alors avaient été plus ou moins indemnes.

Presque partout les maladies épidémiques ou contagieuses sont signalées comme relativement rares pendant l'année qui nous occupe ; par exception elles ont été plus communes que d'ordinaire dans un certain nombre des départements du midi de la France, ce qui paraît dû aux grandes inondations de 1897 et de l'automne de 1898. Sous leur influence, une multitude de germes pathogènes, qui étaient répandus à la surface du sol, ont contaminé l'eau des sources, ou ont été entraînés par les torrents, qui les ont, avec les inondations, répandus dans des pays jusque-là préservés (Dr Ollé, de Saint-Gaudens).

D'intéressants mémoires que j'analyserai plus loin nous ont fait connaître comment naissent et comment se propagent les épidémies dans les villages, le plus souvent apportées par des personnes qui ont contracté ces maladies contagieuses dans les villes ou par des gens de passage. Plusieurs rapports signalent l'importation d'épidémies par des militaires qui partent en permission, déjà malades ou à peine convalescents, pour venir se soigner dans leur famille. Quelques épidémies locales de fièvre typhoïde ou de scarlatine paraissent avoir eu cette origine (Dr Abafour, de Château-Gonthier ; Dr Devins, de Brioude, etc.). N'y aurait-il pas lieu de donner à ces soldats, malades ou convalescents, un bulletin de maladie qui serait joint à leur feuille de route et qu'ils auraient à remettre au maire de leur commune? A celui-ci de prendre les mesures prophylactiques nécessaires.

Si cette transmission de maladies contagieuses a pu, rarement sans doute, être imputée à des militaires en permission, combien plus fréquente et même presque journalière doit être semblable propagation par des malades des hôpitaux, qui retournent dans leur domicile ou que leur famille emmène en pleine activité contagieuse, et capables de développer un foyer épidémique dans leur entourage (fièvre typhoïde, scarlatine, tuberculose pulmonaire avancée). Ne conviendrait-il pas, à défaut du droit de retenir ces malades à l'hôpital, de leur imposer, par ordonnance administrative, les mesures prophylactiques nécessaires pour les empêcher de semer autour d'eux des germes morbides? La Commission croit devoir signaler ce danger, sans pouvoir cependant spécifier davantage les moyens de le combattre, moyens dont la réalisation n'est pas sans présenter de sérieuses difficultés.

Les épidémies de village, dont j'aurai à citer des exemples navrants, sont généralement plus terribles par leur intensité et leur gravité que celles des villes. Quelquefois presque tous les habitants y passent, surtout les enfants. C'est peut-être que les habitants des villages ne sont pas, comme ceux des villes, plus ou moins vaccinés ou immunisés par l'absorption de germes antérieurs : c'est surtout que l'hygiène des villages est plus que rudimentaire et n'oppose aucun obstacle aux assauts des maladies contagieuses : « ruisseaux de purin devant les maisons, tas de fumier sous les fenêtres (d'autant plus hauts qu'on est plus riche), chambres souvent obscures et étroites, malpropreté des locaux, cours encombrées de toute sorte de résidus, puits infectés par les infiltrations des fosses d'aisances et des fumiers (encore n'y a-t-il pas toujours des fosses d'aisances!) : telles sont dans beaucoup de villages les déplorables conditions hygiéniques des paysans! Heureusement qu'ils ont l'air pur des champs pour contrebalancer tant d'influences nocives! » (Dʳ Ficatier, de Bar-le-Duc).

A côté des maladies épidémiques, beaucoup de nos rapporteurs nous ont signalé l'abaissement de la natalité en France et les désastres causés par les progrès de l'alcoolisme.

Presque tous ceux qui nous ont fourni des données démographiques insistent sur la diminution de la natalité dans leurs arrondissements : à peu près partout le chiffre des décès l'emporte sur celui des naissances, et la dépopulation des campagnes semble aller toujours croissant.

En outre, la mortalité des enfants du premier âge est effrayante : « près du tiers des enfants meurent dans le premier mois, par défaut de l'allaitement maternel » (Dr Gibert, du Havre).

Cet abaissement de la natalité et cette mortalité des nouveau-nés sont malheureusement des conséquences fréquentes du malthusianisme, de la syphilis et de l'alcoolisme chez les parents.

L'alcoolisme est une des plaies honteuses de notre époque. Que n'a-t-on déjà dit de ses progrès effrayants et de son influence néfaste sur l'individu, sur la famille et sur la société ! Ce n'est pas ici le lieu d'y insister à nouveau, bien que toutes les occasions soient bonnes de combattre un pareil fléau, et qu'on puisse le considérer — en France surtout ! — comme la plus terrible épidémie du siècle.

Pour éclairer tout le monde sur les dommages que l'alcoolisme cause à la santé publique, il serait bon qu'il figurât parmi les causes de décès relevées dans les statistiques municipales ; il faudrait surtout, comme cela a été proposé, je crois, à la Société médicale des hôpitaux de Paris, que les médecins inscrivissent l'alcoolisme sur les feuilles de décès, soit comme seule cause de la mort, soit comme complication d'une autre maladie et en déterminant l'issue fatale (alcoolisme, pneumonie et alcoolisme, fièvre typhoïde et alcoolisme, traumatisme et alcoolisme, etc.). Peut-être vaudrait-il mieux encore inscrire sur la feuille de décès la question suivante : L'alcoolisme est-il intervenu comme cause du décès ? Le médecin n'aurait à répondre que par oui ou par non. Le relevé du nombre de cas dans lesquels l'alcoolisme intervient comme cause principale ou accessoire de la mort montrerait à tous, d'une façon saisissante, quels sont ses dangers. Si l'on est convaincu, comme le sont maintenant tous les médecins, que l'alcoolisme est un péril national, il faut le combattre par tous les moyens, et un de ces moyens est de montrer qu'il est une des grandes causes de la mortalité.

III

Pour lutter contre les épidémies, ce qu'il faudrait surtout, c'est inculquer au populations les principes élémentaires de l'hygiène, c'est leur conseiller et au besoin leur imposer la propreté.

Il serait sans doute avantageux que les préfets, les conseillers généraux et municipaux, les maires fissent moins de politique et plus d'hygiène. Les maires surtout peuvent beaucoup : ah, s'ils étaient quelque peu hygiénistes, quels services ils pourraient rendre à la santé publique en tout temps ! Avec les pouvoirs que la loi leur donne, ils prendraient, à la moindre menace d'une épidémie quelconque, les mesures urgentes, et s'empresseraient d'en référer pour l'avenir à de plus autorisés ou de plus compétents.

Mais, à côté des mesures générales d'hygiène, il faudrait aussi qu'on disposât partout des moyens que la science moderne a recommandés pour combattre les maladies contagieuses ; il faudrait, et c'est un vœu qui est exprimé dans un très grand nombre de nos rapports, que tous les arrondissements au moins fussent munis d'une étuve à désinfection mobile ou de tel autre moyen convenable pour pratiquer la désinfection. Sans cela, la prophylaxie d'un grand nombre de ces maladies est à peu près impossible ; malheureusement, il faut l'avouer, sur ce point presque tout est à faire : un certain nombre d'arrondissements et même de départements n'ont absolument rien à leur disposition. Et pourtant, le résultat à obtenir ne saurait être tenu en échec par la considération de dépense : les frais ne seraient d'ailleurs pas considérables, et on peut penser que l'indemnité donnée par les riches compenserait les dépenses occasionnées par les pauvres.

Quoiqu'il y ait encore beaucoup de réformes à réaliser dans ce sens, il n'est pas douteux qu'on puisse espérer beaucoup pour l'avenir des progrès rapides qu'a réalisés la science des maladies épidémiques, et de la diffusion dans le public des connaissances sur leur contagiosité et même sur leur prophylaxie ; il est certain que la mortalité par ces maladies, qui sont de celles qu'on a appelées avec raison des maladies évitables, est en voie de diminution, et il est satisfaisant de penser

que ce résultat heureux est dû au progrès de l'hygiène, à la connaissance de plus en plus répandue de la contagiosité d'un grand nombre
de maladies accidentelles, et aux mesures prophylactiques qu'on oppose
à leur envahissement.

Que ne peut-on cependant appliquer à toutes les communes de
France ce que le Dr Legros, dans un excellent rapport, dit de la ville
de Rochefort qui, mal renommée autrefois, serait devenue une des
villes les plus salubres du littoral de l'Océan : « Cette amélioration
tient évidemment aux progrès de l'hygiène publique et privée, notamment à la propreté, au bon entretien de la voirie, à l'inspection et par
suite à l'assainissement des logements insalubres, à la pratique rigoureuse
des désinfections, à une bonne distribution d'eau, aux plantations
multipliées qui purifient l'air, à la surveillance des nourrices, mesure
protectrice et conservatrice des enfants du premier âge, à la diffusion
de l'instruction, puissant auxiliaire de l'hygiène, qui vulgarise les
notions élémentaires de salubrité, qui, en éclairant les populations,
leur donne l'amour-propre, le respect de soi-même, et bannit l'indo-
lence et l'incurie, compagnes de l'ignorance ; enfin, à toutes les mesures
prudentes et intelligentes qui peu à peu font régner la salubrité et par
suite la prospérité. »

L'hygiène et la prophylaxie, voilà les deux grands moyens que
tout le monde a le devoir d'employer et de propager, chacun dans la
mesure de sa capacité. Pour arriver à les répandre partout, il serait
bon de chercher à les inculquer dès l'enfance et d'en faire une des
bases de l'éducation. Je m'associe de tout cœur au désir exprimé par
plusieurs de nos correspondants, qui demandent qu'on enseigne dans
les écoles primaires, dans tous les établissements d'éducation et dans
les écoles normales, les éléments de l'hygiène, au moyen d'une sorte
de *catéchisme* (Dr Cazalas, de Tarbes), afin de bien graver dans l'esprit
des enfants et des futurs maîtres les principes fondamentaux des conditions de la santé.

M. le Préfet du Pas-de-Calais nous apprend que, dans son département, une brochure populaire illustrée, composée par un inspecteur primaire, a été distribuée dans toutes les écoles du département,

grâce à un subside du conseil général. Voilà un bon exemple qui mé-
riterait de trouver beaucoup d'imitateurs. Dans ce même département,
l'inspecteur du nouveau service de l'Assistance cantonale, qui est un
directeur d'école primaire en retraite, insiste, dans des conférences
aux commissions cantonales et dans ses visites aux familles, sur l'importance de la propreté et de l'hygiène, et il essaie d'obtenir que les
secours accordés sur les ressources de ce nouveau service soient pris
comme un encouragement à s'affranchir de la malpropreté; voilà
encore des efforts de l'initiative privée dignes de tout éloge!

Dans la lutte à poursuivre contre les maladies épidémiques,
lutte difficile, où l'on a à combattre des préjugés invétérés, l'ignorance,
l'inertie, quelquefois la mauvaise volonté, les médecins doivent être les
premiers, car il leur appartient de porter la lumière, en répandant
les connaissances utiles, et de donner les secours efficaces dès que le
danger apparaît; mais il faut que les pouvoirs publics leur viennent
en aide, en les appuyant de leur autorité, et surtout en leur assurant
les moyens d'opposer au mal les remèdes nécessaires. C'est de cette
collaboration que doit sortir une action féconde et vraiment efficace.

MALADIES ÉPIDÉMIQUES

FIÈVRE TYPHOÏDE

La fièvre typhoïde est endémique en France; elle est disséminée
partout, et il serait sans doute malaisé de trouver une commune où
elle ne se soit jamais montrée. Il est donc vraisemblable que tout
notre sol en contient par places des germes tout prêts à produire leurs
effets nocifs, dès qu'ils rencontreront des conditions favorables. De là
des épidémies plus ou moins étendues, se rattachant à des causes
qu'il est ordinairement possible de saisir. « Dans notre région, dit
excellemment le Dr Quéré, médecin des épidémies de l'arrondissement de Guingamp (Côtes-du-Nord), la fièvre typhoïde peut être
considérée plutôt comme endémique que comme épidémique; et
quoi que l'on fasse, on ne la fera pas disparaître d'ici à de nombreuses

années, malgré les nombreuses précautions que la science indique; la raison est celle-ci : par suite du manque absolu de fosses d'aisances dans nos campagnes et de l'incurie des habitants, sceptiques à l'égard des maladies microbiennes, les déjections des malades sont jetées autour des habitations. L'action des eaux pluviales fait pénétrer les germes pathogènes jusqu'à la nappe qui alimente les sources, et cela au bout d'un certain nombre d'années, en rapport avec la profondeur de cette nappe et avec la nature du sol. La maladie attaque tous ceux qui, buvant de ces eaux, se trouvent en opportunité morbide.» Ce qui est vrai en Bretagne ne l'est pas moins partout ailleurs.

Cependant, depuis qu'on sait que l'eau d'alimentation est le principal véhicule des germes de la fièvre typhoïde, et qu'on connaît mieux les causes adjuvantes de la maladie, on a pu entreprendre contre elle une lutte qui a déjà produit des effets satisfaisants : dans un grand nombre de villes et même dans quelques agglomérations moins importantes, on a assuré la consommation d'eau saine et pris quelques mesures capables d'empêcher le développement des maladies épidémiques.

Plusieurs villes nous ont signalé les heureux résultats qu'elles avaient obtenus. Ainsi, le Dr Manouvrier, membre correspondant de l'Académie, insiste sur la diminution considérable de la mortalité typhoïde à Valenciennes, qu'il attribue aux améliorations apportées à l'aménagement des canaux intérieurs. Dans ces cinq dernières années il n'y a eu en tout que 4 décès par fièvre typhoïde, soit une moyenne annuelle de 0,8 pour une population de 30.000 habitants; on est loin, ajoute-t-il, de la proportion de 8,7 décès pour 10.000 habitants, moyenne de la décade 1874-1883, avant le grand curage des canaux.

De même, la fièvre typhoïde n'a sévi épidémiquement dans aucune des localités de l'arrondissement de Sedan, et on peut se féliciter de ce fait, parce qu'il peut être attribué aux mesures hygiéniques qui ont été prises pour combattre la maladie dans un certain nombre de localités où elle régnait endémiquement; ainsi à Carignan, où l'eau de source faisait défaut et où l'eau des puits était plus ou moins polluée, la ville a été abondamment pourvue d'eau de source, et depuis lors la fièvre typhoïde a presque disparu ; à Givonne, où existaient de nombreuses conditions capables d'entretenir la fièvre typhoïde (infection de la Givonne par les matières de vidange et par les détritus des usines, mauvaise installation des dépotoirs et des canaux d'écoulement des eaux pluviales et ménagères, etc.), des mesures hygiéniques sévères ont été prescrites en 1897, dont les résultats se sont fait immédiatement sentir : alors que chaque année la ville de Givonne donnait en moyenne 10 à 12 cas de fièvre typhoïde, aucun n'a eu lieu en 1898 (Dr Pelletier, de Sedan).

A Reims, la fièvre typhoïde est devenue rare en tant que maladie endémique depuis la substitution graduelle de l'eau de fontaine à l'eau de puits (Dr Hoël, de Reims).

Le Dr Chabenat remarque aussi que la fièvre typhoïde devient de plus en plus rare dans son arrondissement ; il n'y en a eu aucun cas à La Châtre (Indre) depuis qu'on a pris des mesures pour préserver la fontaine.

Le Dr Brisson (arr^t. de La Palisse, Allier) signale encore deux causes qui ont fait diminuer la fièvre typhoïde dans la région où il exerce, à savoir les drainages que les agriculteurs se sont mis à faire en grande quantité depuis quelques années, et le déplacement des cimetières dans un certain nombre de communes, où le cimetière était, avec l'église, placé au point le plus élevé, et où, par conséquent, les sources étaient en contre-bas.

Malheureusement un bien plus grand nombre de rapports nous signalent les conditions défectueuses où se trouvent quelques villes à l'égard de la fièvre typhoïde et des maladies contagieuses en général. Ainsi la ville de Chartres est alimentée en eau potable par l'Eure, qui est captée dans des conditions qui rendent plus malsaine encore une eau déjà défectueuse ; en outre, l'eau de deux sources, affermée à l'entreprise, est transportée dans des tonneaux et vendue au seau, mais, d'après les analyses, cette eau serait au moins aussi mauvaise que l'eau de la ville ; il faut ajouter à cela le régime des fosses d'aisances qui, presque toutes, répandent leurs produits dans le sous-sol, et celui des égouts qui se jettent dans la rivière, un grand nombre dans la traversée de la ville : aussi, les affections gastro-intestinales, et parmi elles la fièvre typhoïde, qui relèvent surtout de l'infection du sol et de l'impureté de l'eau, y sont fréquentes, ainsi que le démontrent les statistiques militaires. Malgré plusieurs projets déjà mis en avant pour assainir la ville en emmenant au loin les immondices et en donnant de l'eau pure à boire, le *statu quo* persiste à cause de la dépense à faire (Dr Provendier, médecin-major).

La ville du Mans a dès longtemps eu une fâcheuse réputation à l'égard de la fièvre typhoïde, qui s'y est toujours montrée très fréquente dans la population civile et dans la population militaire. Dans un important travail, le Dr Mordret, membre correspondant de l'Académie, a suivi les nombreuses épidémies de fièvre typhoïde dans la Sarthe depuis 1797 jusqu'à nos jours. Il y a cependant une diminution notable depuis une quinzaine d'années, au Mans comme ailleurs, grâce aux progrès de l'hygiène : la moyenne de la mortalité dans la population civile est descendue à 18, chiffre assez faible pour une population d'à peu près 60.000 âmes, alors que auparavant elle était au moins six fois plus forte. Malheureusement il y a eu d'assez fréquentes épidémies dans les casernes.

Cette fréquence relative de la fièvre typhoïde au Mans est attribuée à l'usage des eaux fournies par la rivière l'Huisne et par des puits qui sans doute pour la plupart sont contaminés. Une des casernes de la ville, la caserne Chanzy, bien que récemment construite, est trop souvent visitée par la maladie (Dr Tartière, médecin-major). En 1898, la fièvre typhoïde s'est développée dans la ville elle-même avec une fréquence qui avait été rarement observée depuis quelques années : au mois d'avril, première épidémie limitée à un quartier et imputable à la contamination de la fontaine Saint-Julien ; cette fontaine a été fermée, l'épidémie s'est arrêtée ; en octobre, seconde épidémie plus disséminée, sans cause particulière appréciable : on s'est borné à conseiller aux habitants de faire bouillir leur eau (Dr Garnier, du Mans).

Depuis quelques années, la fièvre typhoïde était en décroissance dans la ville de Nice, lorsque en juillet 1897 a commencé une épidémie sévère qui s'est poursuivie pendant toute l'année 1898 ; dans cette dernière année le nombre des cas déclarés a été de 757 et celui des décès a atteint le chiffre énorme de 173. L'épidémie, à peu près régulière dans sa marche, a présenté une recrudescence très accusée pendant quelques jours du mois de novembre 1898.

Dans le très important rapport que le Dr Balestre nous a adressé et où il étudie avec le plus grand soin les conditions hygiéniques de la ville de Nice, on trouve très nettement indiquées les causes de cette épidémie et de sa singulière recrudescence. On y voit en effet que, si les eaux de source dont on a une certaine quantité paraissent parfaites, il n'en est pas de même des eaux de drainage venant du Paillon, qu'on mélange aux eaux de source en proportions variables suivant les disponibilités ; ces eaux de drainage, dont des analyses récentes ont démontré la souillure, peuvent être considérées comme les causes permanentes de la dernière épidémie ; les oscillations que la maladie a présentées s'expliqueraient par l'addition d'eau de la rivière la Vésubie, qu'on ajoute encore aux autres eaux, seulement quand les sécheresses de l'été rendent celles-ci insuffisantes. Or cette eau de la Vésubie, même après une prétendue épuration par les appareils Anderson, reste mauvaise et impropre à la boisson. Quant à la cause de l'explosion épidémique du mois d'octobre, le Dr Balestre croit la trouver dans les chutes d'eau, abondantes à ce moment, qui ont amené l'inondation du sous-sol et des caves, le reflux des égouts, etc. Heureusement on commence à comprendre que l'assainissement est une question vitale pour Nice, qui reçoit pendant l'hiver tant de Français et tant d'étrangers : une commission d'hygiène, instituée par la municipalité, demande que la ville soit immédiatement pourvue d'eau saine, que le régime des égouts et des vidanges soit perfectionné, que le déversement des égouts à la mer en pleine ville soit supprimé, etc. Il y a lieu d'espérer que tous ces vœux recevront une prochaine satisfaction (Dr Balestre, de Nice).

Les *grandes épidémies régionales* paraissent avoir été peu communes en 1898 ; cependant le midi de la France a été particulièrement éprouvé, à la suite des grandes inondations qui sont survenues dans l'automne de 1897 et de 1898, et qui ont disséminé partout des germes infectieux qui pouvaient être localisés antérieurement dans certains foyers : c'est ainsi que le Dr Ollé déclare que, dans l'arrondissement de Saint-Gaudens, dont les conditions sanitaires sont habituellement bonnes, les affections gastro-intestinales et la fièvre typhoïde en particulier ont été très fréquentes en 1898.

Une épidémie de fièvre typhoïde a sévi également dans l'arrondissement d'Orange (Vaucluse) à la suite des pluies abondantes qui sont survenues après les fortes chaleurs d'un long été (Dr Lemoyne).

C'est à une influence analogue qu'est attribuée l'épidémie qui a régné à Carpentras du mois d'octobre au mois de décembre : apparue subitement, elle s'est généralisée en quinze jours et a atteint une grande partie de la population ; elle a été très sévère, et par le nombre des malades atteints, et par la gravité des cas ; elle s'est fait remarquer en outre par l'existence de phénomènes insolites (accidents rénaux et phénomènes urémiques, accidents cérébro-spinaux, érythèmes infectieux, etc.), qui font supposer que des infections secondaires s'étaient ajoutées à l'infection typhique ; le séro-diagnostic a dû souvent intervenir pour permettre d'affirmer l'existence de la fièvre typhoïde. Tous les malades atteints se trouvaient dans le rayon de distribution d'eaux de la ville ; il y avait donc lieu de supposer que ces eaux étaient contaminées, et en effet le Dr Thoinot y a démontré la présence du bacille d'Eberth. L'enquête poursuivie permit de reconnaître plusieurs points suspects à l'origine de ces eaux et d'apprendre qu'il y avait eu quelques fièvres typhoïdes dans les environs des sources. Enfin, fait capital, du 5 au 8 octobre, après un été exceptionnellement chaud et sec, des pluies torrentielles étaient survenues, qui avaient dû entraîner de la surface du sol de colossales lessives de fumiers, de poussières de routes, de matières fécales et souiller l'eau d'alimentation. Le nombre des malades peut être évalué à 5 ou 600, soit un vingtième de la population ; le chiffre des décès paraît s'être élevé à 15 p. 100 au moins (Dr Cavaillon, de Carpentras).

En Algérie, la fièvre typhoïde est signalée comme très répandue par presque tous les médecins des épidémies du département de Constantine, le seul qui nous ait envoyé des rapports. Dans l'arron-

3

dissement de Constantine, la fièvre typhoïde aurait même sévi avec une intensité redoutable et se serait montrée exceptionnellement grave, entraînant dans presque tous les cas la mort des malades ; le tableau officiel indique 29 cas suivis de 21 morts, et d'autre part le chapitre dysenterie comporte un chiffre trop énorme pour qu'il n'y ait pas lieu de le démembrer au profit de la fièvre typhoïde. L'étiologie est restée obscure, mais il y a lieu de tenir compte des immenses travaux de terrassement qui ont été entrepris, et tous les médecins ont été frappés des caractères anormaux d'un grand nombre de cas, qui font que bien souvent on s'est arrêté à l'idée de typho-malaria (Dr Piquet, de Constantine). Le séro-diagnostic eût été bien utile pour résoudre cette difficile question. Le Dr Legrain déclare, au contraire, que la fièvre typhoïde manque dans l'arrondissement de Bougie ; cette maladie serait d'ailleurs tout à fait exceptionnelle chez les indigènes, qui semblent y être absolument réfractaires : avant d'avancer l'existence d'une fièvre typhoïde chez un indigène, on doit exécuter toutes les recherches, aujourd'hui classiques, permettant de confirmer le diagnostic. En revanche, ce qu'on observe fréquemment, ce sont des infections coli-bacillaires, très communes chez les indigènes, et se présentant sous différentes formes, notamment sous la forme de fièvres rémittentes avec manifestations hépatiques, spléniques, etc. (Dr Legrain).

A rapprocher encore de la fièvre typhoïde une maladie connue sous le nom de fièvre méditerranéenne, qui est très fréquente à Malte, à Gibraltar, etc., commune aussi à Bougie, qu'on signale également en Tunisie, et qui n'est pas inconnue en France près du littoral méditerranéen. Cette maladie serait, dit le Dr Legrain, la maladie des maisons malpropres ; six ou sept cas se sont produits en deux ans à Bougie dans un groupe de maisons ayant cour commune. Elle serait due à une infection à microorganisme spécial, que les Anglais ont rencontré dans les organes à l'autopsie, et pour lequel le Dr Legrain dit avoir donné un procédé permettant de le découvrir dans le sang de la circulation pendant la vie.

En Tunisie, la fièvre typhoïde a été une des grandes causes de décès en 1898. Au rapport du Dr Loir, directeur de l'Institut Pasteur de Tunis et du laboratoire bactériologique de l'hôpital civil français, il y a eu dans cette seule année 222 morts à Tunis sur une population de 160.000 habitants. D'après les relevés de la statistique municipale, cette maladie semble devenir de plus en plus commune, si l'on en juge par les chiffres de mortalité indiqués dans le tableau suivant :

1886	25
1887	71
1888	33
1889	83
1890	44
1891	82
1892	90
1893	67
1894	97
1895	154
1896	102
1897	230
1898	222

Observant que la fièvre typhoïde a dû souvent être confondue avec la fièvre méditerranéenne, fièvre typho-palustre dont nous avons parlé plus haut, le Dr Loir a pensé que la méthode de Widal par le séro-diagnostic pourrait rendre de grands services aux praticiens, et en même temps permettre d'établir la fréquence réelle de la fièvre typhoïde à Tunis; dans ce but, il a annexé à l'Institut dont il a la direction, un service de séro-diagnostic, et tous les médecins de la Régence peuvent recourir à ce service, qui est gratuit.

Dans un intéressant travail sur la fièvre typhoïde dans la garnison de Sfax (Tunisie), depuis la conquête en 1881 jusqu'en 1898, le Dr Descosse, médecin-major et médecin en chef de l'hôpital militaire de Sfax, a bien montré l'influence de l'eau potable distribuée à la garnison sur la décroissance de la maladie : au début, les troupes font usage de l'eau des fesguias, des naserias et des citernes, toutes suspectes, en deux ans et demi il y a 477 cas et 82 décès; — dans une deuxième période, l'eau est fournie par le puits de Chabouny apportée dans des

tonneaux, en quatre ans il n'y a plus que 102 cas et 20 décès ; — dans
la troisième période, l'eau de Chabouny est amenée par une canalisation en .fonte, en six ans le nombre des cas tombe à 43 avec 6 décès ;
— enfin, dans la quatrième période, outre l'eau de Chabouny, on fait
usage de glace provenant de deux usines dont une est suspecte par
l'eau qu'elle emploie : en cinq ans on remonte à 85 cas et il y a 14 décès.
Le Dʳ Descosse attribue à l'emploi de cette glace la recrudescence de
la maladie, en s'appuyant sur ce fait que les différentes poussées ont
coïncidé avec l'usage de la glace suspecte, alors que les périodes d'accalmie étaient celles où on faisait usage de la glace non suspecte.
Cependant, les examens bactériologiques de ces deux glaces, faits à
Tunis par le Dʳ Remlinger, ont simplement établi que la glace suspecte
contenait deux ou trois fois plus de bactéries que l'autre, mais ne ren-
fermait pas de microbes pathogènes, notamment ni bacilles d'Eberth
ni coli-bacille.

Les *épidémies urbaines* sont signalées dans un certain nombre de
mémoires. Paris, où depuis quelques années la fièvre typhoïde était devenue rare, grâce aux nouvelles amenées d'eau de source et à la proscription
absolue de l'eau de Seine pour l'alimentation, a été de nouveau visité
par la maladie qui a présenté une expansion épidémique en 1898, et
celle-ci n'est pas terminée et paraît même plus intense en 1899. Des
enquêtes qui ont été faites et de la discussion qui a eu lieu à ce sujet dans
la Société médicale des hôpitaux, il semble résulter que, suivant toutes
probabilités, c'est à l'eau de Seine qu'il faut encore attribuer ce retour
offensif de la fièvre typhoïde, par suite d'erreurs commises dans les
branchements de canalisation des eaux à l'occasion des nombreux travaux qui ont bouleversé le sous-sol parisien. En fait, la morbidité et la
mortalité typhiques à Paris ont été depuis 1898 analogues à ce qu'elles
sont dans les communes suburbaines du département de la Seine, où
les eaux distribuées sont loin de valoir celles dont Paris jouit actuellement, et où la fièvre typhoïde sévit en permanence avec une certaine
intensité, ainsi qu'en témoigne une excellente étude du Dʳ Leroy des
Barres, communiquée au Conseil d'hygiène publique et de salubrité
du département de la Seine.

Endémique à Calais, la fièvre typhoïde a montré depuis le mois de mai une recrudescence épidémique. Outre quelques foyers imputables à l'usage d'eaux de puits ou à la contagion directe, les cas disséminés en pleine ville ont pu être attribués à la contamination de l'eau de source qui est distribuée dans la ville et fournie par le service des eaux de Guines. Plusieurs analyses de cette eau ont montré qu'elle était impropre à la consommation (nombreuses colonies aérobies, d'autres liquéfiantes, bacillus fluorescens viridis, bacterium coli), et l'enquête a révélé en outre des défectuosités dans le captage des eaux et l'insuffisance du mode d'épuration employé. Aussi le maire a-t-il dû inviter la population à stériliser son eau par l'ébullition, en attendant que le service des eaux puisse servir une eau potable (Dᵣ Crèvecœur, médecin des épidémies à Calais, Pas-de-Calais).

La ville de Saint-Claude (10.000 hab.) est depuis trois ans le siège d'une épidémie qu'on ne peut guère attribuer qu'aux mauvaises conditions sanitaires de la ville : l'eau potable, plusieurs fois analysée, a été déclarée très pure, mais les cabinets d'aisances sont très primitifs et les fosses ne sont pas étanches. Le faubourg Marcel, dont la population ouvrière est très agglomérée, a jusqu'ici échappé à la maladie ; la disposition des cours d'eau et de la Bienne permet aux habitants de ce faubourg de placer les cabinets d'aisances sur la rivière et sur un canal ; c'est un système primitif de « tout-à-l'égout » dont les résultats sont très heureux pour cette partie de la ville (Dᵣ Perrin, de Saint-Claude, Jura). Soit, mais tant pis pour les pays situés en aval de ces cours d'eau.

A Saint-Paulien, l'origine de l'épidémie paraît remonter à un militaire de la garnison d'Antibes, envoyé en congé d'un mois et qui tomba malade vers le 15 octobre : 44 cas, 4 décès. La malpropreté générale a pu venir en aide à la contamination des eaux. Dans un petit village des environs, à Prat-de-l'Hort, un ouvrier père de famille rapporte la maladie de Saint-Paulien où il travaillait pour la moisson. Dans la maison de cet ouvrier, où régnait la plus noire misère et où il y avait une promiscuité épouvantable — 4 lits pour 8 personnes ! — tous ont été successivement atteints et, au moment de l'enquête, une jeune fille de quinze ans est décédée, 4 malades sont convalescents, et 3 enfants de seize, quatorze et treize ans sont au troisième septenaire de leur affection. L'état de 2 d'entre eux est assez grave. La contagion gagne les maisons voisines et il y a déjà 15 cas et 1 décès pour une agglomération de moins de 100 habitants. (Dʳ Alirol, arr. du Puy, Haute-Loire).

La ville de Saint-Étienne a subi de juillet à octobre une épidémie qui a atteint à la fois la population civile et la garnison; cette épidémie peut être attribuée à l'eau d'alimentation, qui est bonne habituellement, mais qui, à la suite des grandes chaleurs de l'été, a dû être mélangée d'une eau de rivière exposée à de nombreuses pollutions; le cours de l'épidémie a présenté plusieurs exacerbations, que le Dʳ Duperron, médecin-major au 30ᵉ régiment de dragons, à qui nous en devons la relation, attribue aux chasses qui se sont produites dans les conduits à la suite d'interruptions dans la distribution de l'eau, motivées, soit par des travaux nécessaires, soit par l'obligation de ménager la quantité d'eau disponible. Les premiers cas de l'épidémie s'étaient montrés dans le régiment de dragons, et avaient apparu dix à quinze jours après une de ces interruptions, et l'on avait remarqué qu'au moment de la chasse d'eau celle-ci était trouble. Cependant l'analyse bactériologique avait donné un résultat négatif: on n'avait trouvé dans l'eau ni bacille d'Eberth, ni coli-bacille.

La fièvre typhoïde, qui est endémique à Valence (Drôme), a présenté en 1898 une expansion épidémique sérieuse, qui a coïncidé avec des travaux de canalisation, et a paru attribuable soit à l'adjonction à l'eau de la ville des eaux polluées d'un canal qui sert à l'irrigation rurale, soit à l'intrusion dans les conduites municipales d'eaux de pluies ou de torrents débordés.

Cependant l'analyse de ces eaux n'y a pas révélé de bacilles d'Eberth, mais elle a simplement montré qu'elle était riche en germes et en bactéries. (Je ferai remarquer que cette analyse a été pratiquée un peu tard, alors que l'épidémie paraissait se terminer.)

L'épidémie a atteint la population civile et la garnison; dans celle-ci, sur deux régiments de cavalerie, on a observé dans les quatre derniers mois de l'année 116 cas qui ont donné 11 décès. Le Dʳ Bergasse, à qui nous devons ces détails, a, dans une intéressante étude sur la fièvre typhoïde dans la garnison de Valence de 1879 à 1898, montré que la maladie a presque toujours son maximum de fréquence en automne, et il attribue cette recrudescence en partie à l'influence du surmenage après les manœuvres. Parmi les mesures prophylactiques employées au cours de l'épidémie, je relève qu'on avait soumis les hommes de la garnison à l'usage exclusif de l'eau bouillie, et qu'on avait consigné pour eux tous les débits et cafés de la ville. Cette dernière mesure, qui avait déjà fait ses preuves à Dijon, à Castres, à Lure, donna encore à Valence les meilleurs résultats. Malheureusement elle dut être levée au bout de quinze jours, sous la pression des corps élus!

La ville de Loudun, qui depuis neuf ans n'avait pas eu de fièvre typhoïde, a présenté une épidémie, limitée exclusivement à une rue de la ville. La contamination des eaux potables en a été la cause probable. Dans les environs, la maladie se montre tous les ans à Arcey, au commencement de l'automne, et le médecin des épidémies se plaint que la municipalité n'ait jamais fait quoi que ce soit pour empêcher le fléau, malgré les instances de plusieurs rapports (Dr Mager, de Loudun, Vienne).

D'autres explosions épidémiques sont encore signalées dans un faubourg d'Autun, dans un quartier du Creusot (Dr Boquin), dans la ville de Boulogne-sur-mer (Dr Guerlain), etc., et enfin dans des *garnisons* et dans des *casernes*.

Dans une petite épidémie qui a sévi dans une caserne d'infanterie à Bourg-en-Bresse (Ain) en même temps que dans la ville, le Dr Olivier, médecin-major, a été conduit à incriminer l'eau du Lent, qui est habituellement bonne, mais qui aurait été souillée à la suite de grandes pluies survenues un peu avant le début de l'épidémie, et qui d'ailleurs était captée et conduite dans des conditions défectueuses.

La garnison de Reims et particulièrement les quartiers de cavalerie ont subi une épidémie assez sévère (96 malades et 16 morts sur un effectif de 5.000 hommes environ). Le Dr Calmette, médecin en chef de la garnison, a cru pouvoir incriminer certaines défectuosités dans la canalisation des casernes de cavalerie et la contamination possible de l'eau, excellente d'ailleurs, par des infiltrations venant des cours. En fait, l'analyse de l'eau a dénoté des caractères suspects, sans existence toutefois du bacille d'Eberth.

C'est à des conditions analogues qu'a été attribuée l'épidémie de fièvre typhoïde qui a atteint le 5° bataillon de chasseurs à pied à Remiremont (Vosges); l'eau fournie à la caserne par un conduit particulier était infectée par du coli-bacille, alors que cette eau a été trouvée pure dans un autre conduit qui alimentait un village voisin (D' Arragon, médecin-major).

La fièvre typhoïde est endémique aux quartiers Diettmann à Lunéville; pendant les mois d'août, septembre et octobre 1898 on y a observé une épidémie assez intense (61 cas et 3 décès sur un effectif de 734 hommes). La cause de l'épidémie n'a pas été attribuée à l'eau, bien que celle-ci contint du coli-bacille, mais à des émanations putrides produites par la communication libre des égouts du quartier avec ceux de la ville, par le mauvais fonctionnement du service des vidanges et surtout par le voisinage et l'installation défectueuse d'un dépotoir infect (D' Pech, médecin-major).

Les *épidémies de village* et les *épidémies de maison*, dont nous avons reçu un grand nombre de relations, sont particulièrement remarquables par leur intensité, par leur gravité, et aussi par les conditions étiologiques qui ont quelquefois la précision d'expériences de laboratoire.

Deux petites communes, Boisseaux (433 hab.) et Erceville (437 hab.), furent atteintes d'une épidémie typhoïde qu'on peut tenir pour très sévère, vu le nombre restreint de la population : 25 cas, 2 décès ; le nombre des familles atteintes par le fléau n'est que de 13 ; 4 familles ont eu chacune 3 cas; 4 autres en ont eu 2; 5 n'ont eu qu'un seul cas. La marche de l'épidémie et le rôle important que paraît y jouer la contagion directe méritent d'être relevés. Le premier sujet atteint est une femme de Boisseaux qui a traîné sa maladie pendant une quinzaine de jours avant d'appeler le médecin ; ce retard a eu des conséquences déplorables, parce qu'aucune mesure prophylactique n'a été prise au début ; c'est ainsi que les linges souillés par cette malade étaient lavés, sans ombre de précaution, par une, femme de journée qui a contracté la maladie et qui en est morte ; une fille de cette dernière, âgée de 18 ans, est atteinte à son tour, et peu de temps après, un autre de ses enfants : puis, la maladie frappe à droite et à gauche à partir de ce moment sans qu'il soit possible d'établir la filiation de ces divers cas. Quant à l'épidémie d'Erceville, elle se rattache nettement à la précédente par les liens de la contagion ; une jeune fille d'une vingtaine d'années contracte la dothiénentérie à Boisseaux et vient se faire soigner à Erceville ; la mère de la malade ne tarde pas à s'aliter avec des symptômes de la même maladie. Le fléau frappe ensuite 2 enfants, un peu plus tard le père d'un de ces derniers, et enfin un troisième enfant. Or, de ces 4 malades, 2 habitent sur la même cour que les deux premiers typhiques, un troisième en est séparé par une ruelle étroite, le dernier par la largeur de la rue. Tout semblait fini, trois mois se passent, et voilà que, dans une seule maison, 5 personnes sur 10 sont frappées coup sur coup. La cause première de l'épidémie doit sans doute être cherchée dans l'eau de boisson, les puits n'étant pas préservés d'infiltrations suspectes par les fumiers, les eaux ménagères, etc. Quant aux conditions de la contagion directe, il est aisé de les trouver dans la malpropreté, dans l'absence de toute précaution pour l'entourage des malades, peut-être même dans l'inhalation de poussières fécales soulevées par le vent. La cour de la maison où se sont produits les 5 cas de la deuxième série, ajoute le Dr Courtade, qui nous a transmis la très intéressante relation de cette épidémie, est loin de répondre aux exigences d'une hygiène bien comprise, et pourrait passer pour sale dans un pays où les cours ne sont généralement pas propres ; les déjections des nombreux enfants sont jetées au hasard sur un tas de fumier, près duquel marmaille et volaille prennent leurs ébats. Le logement lui-même est d'une propreté rudimentaire, mal aéré, nullement en rapport comme dimensions avec le nombre de ses habitants (Dr Courtade, médecin à Outarville, Loiret).

À Laurens (Hérault), village de 1.170 habitants, une épidémie de fièvre tyhoïde sévit de mars à mai 1899 et y produit 20 cas et 4 décès. Circonstance remarquable, la maladie n'a atteint que des enfants

4

fréquentant les mêmes écoles. Tous ces enfants résidaient sur la rive
droite du ruisseau de la Sauvanès, ruisseau infect et souillé de toutes
façons, qui traverse le village. L'épidémie fut attribuée à l'infection
de l'eau fournie par un puits, dit puits communal, qui dessert plusieurs bornes-fontaines : cette eau, déjà peu salubre et non filtrée à
son origine, est sans doute souillée dans une canalisation en fonte
qui relie le puits communal aux bornes-fontaines et qui traverse la
Sauvanès. L'examen bactériologique des eaux suspectes n'a cependant
pas révélé le bacille d'Eberth, mais seulement un bacille dont le
Dr Sicard donne la description et qu'il croit être le bactérium termo
(Dr Sicard, médecin des épidémies à Béziers, Hérault).

De nombreuses épidémies de village sont encore relevées dans
plusieurs communes de l'arrondissement de Commercy, à Marey-
sur-Vaise, à Vouthon-le-Haut et à Vaucouleurs (Dr Boyer, de Commercy, Meuse); dans l'arrondissement de Marvejols (Lozère), où le
Dr Jean signale des familles dont tous les membres sont atteints;
dans celui de Florac (Lozère), où plusieurs communes sont visitées
par la maladie (Dr Portalier); dans celui de Montbéliard (Doubs), où
le Dr Tuefferd nous fait connaître une intéressante et sévère épidémie.
Celle-ci s'est développée dans l'usine du Gros-Pré et a, dans l'espace
de deux mois, atteint 50 ouvriers sur 500 qui travaillent à cette
usine. La maladie a frappé uniquement ces ouvriers, qui habitaient
9 communes différentes, sans qu'il y eût un seul autre cas dans ces
communes, résultat remarquable dû sans doute aux excellentes mesures ordonnées par le Dr Lorbes (désinfection et enfouissement pro-
fond des déjections). La cause probable de cette épidémie est la contamination de l'eau que buvaient les ouvriers de l'usine, mais cela reste
une hypothèse : l'usine est une propriété particulière fermée et nous
ignorons l'origine et la qualité de l'eau donnée aux ouvriers : nous
n'avons et ne pouvons avoir aucun renseignement à ce sujet. Ce qui
corrobore pourtant l'hypothèse, c'est qu'aucun cas nouveau ne s'est
produit depuis que la maison J.... a fait interdire l'usage de cette eau
et l'a remplacée par des infusions de thé et de café (Dr Tuefferd,
médecin des épidémies pour l'arr. de Montbéliard, Doubs). L'aveu

d'impuissance que je viens de relever dans le rapport précédent ne montre-t-il pas avec évidence l'insuffisance des pouvoirs dévolus aux médecins des épidémies ?

Le Dr Lesueur, médecin des épidémies à Bernay (Eure) a rapporté deux intéressantes épidémies de maison. Dans la première, la famille est composée de 4 personnes, la mère, 66 ans, la fille, 22 ans, un enfant de 4 ans et une bonne de 21 ans, habitant un petit logement très mal tenu. Ces 4 personnes durent être soignées à l'hôpital de Bernay, et 2 sont mortes, la mère et la fille. La mère était lessiveuse, et vers le 8 août, au moment où la chaleur était intense, elle se mit à boire à la rivière même où elle lavait son linge ; le lendemain elle était prise de diarrhée, mais ne tomba complètement malade que le 20 août, date de son entrée à l'hôpital. La fille, le petit enfant et la bonne restèrent dans le logement et tombèrent malades à quelques jours d'intervalle, sans doute par suite de contagion. La deuxième épidémie s'est montrée dans une maison située rue des Ruisseaux, rue malpropre, sillonnée de plusieurs cours d'eaux qui reçoivent les eaux du lavoir communal et plusieurs ruisseaux de la ville. Sur 6 personnes composant la famille (père, mère, 4 filles de 14 à 20 ans) 5 ont été malades : 3 guérisons, 2 morts. Ces cas ont été très espacés (10 mars - 5 juin - 9 octobre - 3 novembre - 3 décembre).

Ici le Dr Lesueur invoque comme cause la situation de la maison dans un quartier malpropre, entouré de cours d'eau pleins de vase et d'immondices de toutes espèces ; et il fait observer que les cas de fièvre typhoïde occasionnés par l'eau en boisson sont assez rares et faciles à relever dans la région où il exerce et où l'on ne boit que du cidre.

Une petite épidémie locale, atteignant deux maisons contiguës à Uzay-le-Venon, frappe 8 personnes sur lesquelles il y a 4 décès. Le foyer d'infection paraît résider dans un puits commun où s'alimentaient ces deux maisons (Dr Coulon, médecin des épidémies à Saint Amand, Cher).

Aux environs de Lisieux, une famille entière (père, mère et 5 enfants) fut atteinte : la mère et 2 enfants moururent. L'eau du puits qui servait à l'alimentation ayant donné un résultat négatif à l'analyse bactériologique, on dut chercher la cause de cette épidémie dans une mare située dans la cour à proximité de la maison et dont l'eau pouvait servir à laver les salades et autres aliments, ou dans les cabinets d'aisances en très mauvais état et sans fosse étanche (Dr de la Croix).

A Landouzy-la-Ville (arr. de Vervins, Aisne) s'est montrée une petite épidémie localisée dans une famille et dans une seule maison, car tous les malades, au nombre de 9, y ont fait un séjour plus ou moins long. C'est d'abord la mère, âgée de 62 ans, puis ses 2 enfants. Une fille de 21 ans, habitant depuis plusieurs semaines avec cette famille, se trouve indisposée et va mourir à l'Hôtel-Dieu de Vervins d'une fièvre typhoïde bien caractérisée. Une des filles de la femme T..., habitant le village de La Bouteille vint à Landouzy pour y soigner sa mère, elle était accompagnée de ses 2 enfants, âgés de 5 et 2 ans; elle ne contracta pas la maladie, mais ses 2 enfants furent atteints et l'aînée mourut très rapidement. Le mari de cette femme, qui avait fait de fréquentes visites chez sa belle-mère, fut pris à son tour, ainsi qu'une fille T..., habitant Vervins, qui était allée voir sa mère à Landouzy et y avait séjourné. La maison habitée par cette famille est complètement isolée, à 500 mètres d'un chemin vicinal; elle est alimentée en eau de consommation par une source située dans la cave, c'est-à-dire à 2 ou 3 mètres de profondeur au-dessous d'une cour remplie de fumiers, de niches à lapins et de matières en putréfaction; il est légitime de croire que la nappe d'eau reçoit les infiltrations provenant de la cour et qu'elle a pu être infectée par les déjections de la première malade. (Dr Blanquinque, arr. de Vervins, Aisne).

Dans l'arrondissement de Brioude, plusieurs petits foyers sévissant sur des communes qui s'alimentent d'eau à la même rivière; l'épidémie a paru importée par un militaire convalescent, venant de Lunéville. Dans une de ces communes, le maire a interdit l'usage de l'eau de rivière et a mis à la disposition de ses administrés son puits particulier, qui est le seul de la localité et qui donne de l'eau absolument saine. (Dr Devin, arr. de Brioude, Haute-Loire). A la bonne heure, voilà de la bonne administration et un bel exemple de solidarité sociale !

Dans une petite commune du même arrondissement, où il y a eu quelques fièvres typhoïdes, on signale entre autres conditions défectueuses que, sur 65 ménages, 1 ou 2 seulement ont des cabinets d'aisances et que l'école communale elle-même en est dépourvue. Quelle éducation !

A Soulagnès, sur une population de 300 habitants, il y a eu en six ou sept mois plus de 40 cas avec 9 décès. Le Dr Cazalas, de Tarbes, attribue cette épidémie à l'usage de mauvaises denrées alimentaires et de mauvaises boissons ; il admet la contagion dans une certaine mesure, mais croit impossible de faire figurer l'eau parmi les causes probables de la maladie : à Soulagnès, dit-il, chaque maison habitée a sa source, et cette source est certainement à l'abri de toute contamination. Cependant, dans un arrondissement voisin, le Dr Trelaün remarque que la maladie paraît avoir atteint surtout les riverains des eaux du Gave : ces eaux, dit-il, sont mal captées et servent souvent à l'arrosage des prairies avant d'être utilisées pour la consommation. Entre toutes les communes de l'arrondissement d'Argelès qui ont été atteintes par l'épidémie, se distingue celle de Bun, canton d'Aucun, où sur une population de 150 habitants, il y a eu 38 cas de fièvre typhoïde ; dans la plupart des maisons il y en avait de 2 à 5, souvent la famille entière y passait ; du reste, tous les membres de la famille couchent dans des mêmes chambres communes ou dans le même lit : la contagion se produit à son aise, et les désinfections qu'on y pratique ou les mesures de propreté ne la gênent pas.

Autres épidémies, plus ou moins analogues : à Béhobie et à Boucan, arrondissement de Bayonne, Basses-Pyrénées (Dr Delvaille), — dans l'arrondissement de Niort, Deux-Sèvres, où un petit hameau nommé La Ligne, composé de 10 maisons et de 40 habitants donne 16 malades et 3 décès (Dr Pillet) ; — à Arques, arrondissement de Saint-Omer, Pas de Calais (Dr Mantel) ; — dans plusieurs communes de l'arrondissement d'Arras, Pas-de-Calais, où la maladie a surtout sévi parmi les ouvriers des mines de Draucourt; dans une de ces communes, à Mareuil, l'eau d'un puits communal a révélé la présence du bacille d'Eberth (D⊃r Lestocquoy, d'Arras); — dans plusieurs villages des environs de Bar-le-Duc (D⊃r Ficatier); — à Doullens et à Beauquesne (D⊃r Lefebvre, de Doullens, Somme); — à Coligny où la maladie n'a frappé que les habitants qui prenaient leurs boissons à certaines fontaines (D⊃r Nodet, de Bourg, Ain); — dans l'arrondissement de Tulle, Corrèze (D⊃r Vergne); — dans deux villages contigus de l'arrondissement de Loudéac, Côtes-du-Nord (D⊃r Robin); — à Vaux et à Vassy, Haute-Marne (D⊃r Matthieu); — à Quintiny, petit village situé au fond d'une cuvette calcaire où les infiltrations de toutes sortes de matières excrémentitielles se font très facilement et viennent contaminer les fontaines et les puits (D⊃r Billet, de Lons-le-Saunier, Jura); etc., etc..

Tous les exemples que nous venons de citer ont mis en relief les causes de la fièvre typhoïde et les conditions multiples de sa propagation.

Le germe de la maladie réside dans l'intestin et ce sont les déjections des malades qui sont les pourvoyeurs de la contagion.

C'est par l'eau d'alimentation surtout que se transmet la fièvre typhoïde et que se développent les épidémies : c'est que les déjections des typhiques projetées sur le sol sont entraînées par les eaux pluviales et infectent les nappes d'eau souterraines. Le principal objectif de l'hygiène doit donc être d'assurer aux populations une eau potable pure et préservée de toute souillure.

C'est encore par les matières fécales, et par elles presque exclusivement, que se fait la contagion directe dont nous venons de voir tant de funestes exemples. Mais, pour s'en préserver à peu près sûrement, il suffit que les personnes chargées de donner des soins aux malades, ou qui se trouvent en contact avec eux, prennent la précaution d'écarter d'elles toute souillure par les déjections des malades et de se laver soigneusement les mains avant les repas.

Aux conditions ordinaires de transmission que nous venons d'indiquer, il faut en ajouter quelques autres qui nous ont été signalées par nos correspondants. Les mouches seraient, d'après le Dr Pillet, de Niort (Deux-Sèvres), un grand agent de propagation : très nombreuses à la fin de l'été, elles volent du lit du malade à la table des repas et peuvent facilement porter de l'un à l'autre des germes contagieux. Les puces seraient aussi un agent de transmission : le Dr Quéré, dans un très intéressant rapport à l'occasion de deux petits foyers de fièvre typhoïde qui ont apparu en Carnoët et en Trégan, arrondissement de Guingamp (Côtes-du-Nord), insiste à nouveau sur ce mode de contagion : « j'avais déjà, dit-il, signalé ce mode de transmission au Prof^r Netter, envoyé en mission en Bretagne pour étudier le typhus. L'expérience acquise depuis me permet d'affirmer la réalité de cette espèce d'inoculation. » Les fièvres typhoïdes seraient, dans ces conditions, accompagnées de taches pétéchiales sur tout le corps ; ces taches ont quelquefois fait croire à l'existence d'un typhus exanthématique, c'est ce qui est arrivé en 1894. — Cette intervention des puces dans la propagation de la fièvre typhoïde et du typhus est à rapprocher de l'influence, aujourd'hui à l'étude, des piqûres de moustiques dans la transmission des fièvres palustres.

Le lait, coupé d'eau impure ou recueilli dans des vases lavés avec de l'eau suspecte, peut être encore un véhicule de la maladie. Les ustensiles qui servent à l'alimentation devraient tous être lavés avec de l'eau saine ou bouillie.

Ne doit-on pas aussi redouter l'usage des salades et des légumes cultivés dans un sol sur lequel on répand des matières fécales : l'engrais humain, décoré dans les départements du nord du nom de *fumure flamande*, et que je vois employé aussi dans le centre et dans le midi de la France, est signalé par plusieurs médecins des épidémies comme une cause puissante de propagation de la fièvre typhoïde. S'il en est ainsi, l'épandage des déjections humaines, qui se pratique en grand pour certaines villes dans le système du tout-à-l'égout, n'est-il pas de nature à inspirer certaines inquiétudes ou au moins n'indiquerait-il pas l'opportunité de certaines précautions à prendre dans l'usage des légumes cultivés dans les champs qui recevraient ces irrigations ?

Plusieurs médecins croient aussi que les poussières ont une grande importance dans la genèse de la fièvre typhoïde et d'autres maladies épidémiques telles que la coqueluche, la diphtérie, etc. ; et, à ce point de vue, le Dr Dezautière, médecin aux mines de la Machine (Nièvre), insiste sur le danger du balayage à sec des maisons et des chemins, du cirage des chaussures dans la cuisine, etc. ; ces poussières contiennent souvent des germes de produits infectés qu'on a jetés à la rue ou sur les routes.

Quelques médecins, surtout des médecins militaires, insistent sur l'influence du surmenage et invoquent la fréquence de la fièvre typhoïde dans l'armée à la suite des grandes manœuvres. Il paraît bien que l'affaiblissement de l'organisme par de grandes fatigues doit être une condition d'opportunité morbide ; mais il est douteux qu'il soit plus que cela, et, à côté du surmenage, il y a lieu de tenir compte des boissons que les soldats prennent pendant les manœuvres n'importe où et sans aucune précaution.

Un grand nombre des travaux qui viennent d'être analysés relèvent, dans les analyses d'eaux potables, l'absence du bacille d'Eberth, et, au contraire, la présence assez fréquente d'autres micro-organismes, surtout du bactérium coli commun ou de matières organiques en quantité plus ou moins considérable. Ce n'est pas ici le lieu de discuter la spécificité, exclusive ou non, du bacille d'Eberth : s'il reste encore des médecins qui croient pouvoir admettre la possibilité du développement de la fièvre typhoïde en dehors du bacille d'Eberth comme cause spécifique et univoque, on peut espérer que des recherches ultérieures jugeront cette question délicate, et que le sero-diagnostic, par exemple, montrera s'il y a vraiment des fièvres typhoïdes en dehors du seul germe spécifique actuellement démontré, ou s'il n'y a pas plutôt, à côté de la fièvre typhoïde vraie, des maladies que la clinique en rapproche, mais qu'il conviendrait d'en séparer, si elles reconnaissaient pour causes d'autres agents pathogènes. — Il serait bien utile, à ce point de vue et surtout pour les besoins de la clinique, que chaque département au moins fût pourvu d'un laboratoire, où on pût faire l'épreuve du séro-diagnostic, où l'on ferait aussi les examens bactériologiques nécessaires pour les analyses d'eaux et pour le diagnostic de plusieurs maladies contagieuses.

La prophylaxie de la fièvre typhoïde découle naturellement de la connaissance de ses conditions étiologiques.

Les matières fécales des typhiques étant le grand danger, il faut les mettre hors d'état de nuire, en en pratiquant la désinfection ainsi que celle des linges et de tous objets qui ont pu être souillés, et en s'abstenant de les jeter au hasard sur les chemins où sur les fumiers.

L'eau potable est le véhicule habituel et le plus puissant propagateur des germes de la maladie ; il faut la préserver de toute souillure, il faut aussi l'épurer quand elle est suspecte.　　-

Bonne eau potable et propreté : à ces deux termes peut être ramenée toute la prophylaxie de la fièvre typhoïde. Mais il est absolument nécessaire que les mesures que ces deux termes comportent soient réalisées partout, dans la mesure du possible ; comme vient de le dire encore le Prof' Brouardel à l'ouverture du Congrès de l'Association française pour l'avancement des sciences à Boulogne-sur-mer : « Si le gouvernement ne faisait pas de cette question d'assainissement une de ses plus ardentes préoccupations, il manquerait à son devoir. ... L'État doit être armé pour imposer aux municipalités défaillantes l'assainissement des villes et des villages. »

Le traitement de la maladie continue à faire de réels progrès depuis que la méthode des bains froids commence à se répandre, même dans les campagnes où elle rencontre moins de difficultés et moins de répugnance qu'on ne l'aurait supposé ; tous les médecins qui y ont eu recours déclarent qu'ils en ont obtenu de très bons résultats.

GRIPPE

D'abord exclusivement épidémique, la grippe s'est acclimatée chez nous, et chaque année en ramène de nouvelles atteintes ; elle n'épargne aucun âge sauf peut-être la première enfance, et contrairement à un bon nombre d'autres maladies contagieuses, le jeune âge paraît être un terrain réfractaire pour elle (D' Mignot).

Les épidémies de grippe sont peut-être plus fréquentes dans l'hiver que dans les autres saisons de l'année, et elles se mêlent alors aux affections catarrhales qui sévissent à cette même époque comme maladies saisonnières ; de là une confusion fâcheuse entre ces deux ordres de maladies qui comportent un pronostic et une thérapeutique bien différents. Quelques médecins, d'accord avec les gens du monde, englobent sous le nom de grippe toutes les manifestations catarrhales des voies respiratoires, tandis que d'autres attribuent à la grippe une phénoménalité moins vague et plus concrète. Il n'est pas douteux que la vérité soit avec ceux qui, conservant les noms de rhume, de catarrhe saisonnier des voies respiratoires, aux affections plus ou moins banales qu'on observe chaque année pendant toute la saison froide, réservent la dénomination de grippe ou d'influenza, car c'est tout un, à une maladie spéciale, que la bactériologie semble avoir définitivement individualisée, et que la clinique avait depuis longtemps distinguée par l'atteinte profonde des forces, par les troubles du système nerveux, par son évolution particulière et par ses conséquences. Ainsi entendue, la grippe n'est plus considérée comme une maladie bénigne, mais comme une maladie toujours sérieuse, souvent grave, soit par elle-même, soit par les suites qu'elle entraîne. Entre toutes les maladies infectieuses, elle est une de celles qui font le plus de ravages, et on a pu dire avec raison qu'elle était un des fléaux du siècle.

Un bon nombre des rapports que nous avons reçus mentionnent la grippe comme ayant sévi à la fin de l'hiver et au printemps de 1898.

Elle a présenté une exacerbation marquée dans le département de l'Allier et, quand elle paraissait être en voie de décroissance, elle se réveilla avec une nouvelle force au mois de mai, devenu extrêmement pluvieux et avec des alternatives de températures auxquelles on était d'autant plus sensible qu'on y était moins préparé. De là une explosion de cas de pneumonie insolite à pareille époque ; pneumonie d'un genre particulier, qui n'est ni franche, ni simple, à laquelle manque souvent le point de côté initial et le crachat rouillé, et qui s'accompagne d'une toux obstinée, incessante, quinteuse, à redoublement vespéral, et de sueurs profuses débilitantes pendant lesquelles le délire ou le subdélire n'est pas rare (Dr Mignot, arr. de Gannat, Allier). Ce sont bien là les traits de la pneumonie grippale, dont l'évolution variable et souvent traînante s'écarte encore de celle de la pneumonie franche.

L'épidémie a reparu plus intense et plus grave à la fin de l'année, préludant à l'explosion qui s'est développée au commencement de l'année 1899 et qui a été à peu près générale en France. Elle est signalée avec ces caractères dans la Côte-d'Or (Dr Misset); en Saône-et-Loire (Dr Boquin); dans le Gers ; etc. ; faisant par places de terribles ravages.

Dans un hameau de la commune de Seissan, composé de 12 maisons, sur 40 habitants, 23 ont été atteints et 9 ont eu des complications graves avec broncho-pneumonie, 5 sont morts. Dans la maison qui a été le point de départ de l'épidémie, tous, père et mère, enfant, grand'mère, ont eu la broncho-pneumonie ; la mère et la grand'mère sont mortes ; il est vrai d'ajouter que l'hygiène était déplorable (Dr Pujos, arr. d'Auch, Gers).

L'Algérie n'a pas été épargnée, et de nombreux cas sont signalés dans le département de Constantine (Dr Aubry, arr. de Sétif).

Certains foyers locaux sont particulièrement infectieux, et atteignent un grand nombre de personnes vivant en commun ; c'est ainsi que dans les hôpitaux, durant les épidémies de grippe, un très grand nombre de malades, entrés pour des affections diverses, payent leur tribut à la maladie régnante. — Dans un collège de jeunes filles, 44 personnes furent atteintes en peu de jours, quelques-unes gravement, par complications broncho-pulmonaires ; le licenciement fut décidé avec désinfection méthodique : 15 jours après les élèves rentraient : la maladie ne s'est pas reproduite (Dr P. Simon, arr. d'Épernay, Marne).

Quelques particularités intéressantes sont à relever dans les relations des épidémies de grippe. Déjà, dans un rapport antérieur, le Dr Lesueur, de Bernay (Eure), avait cherché à établir que, dans la grippe à forme thoracique, la maladie affecte d'abord le côté droit de la poitrine, et que ce côté droit est plus fréquemment et plus gravement atteint que le côté gauche ; ses observations ultérieures ont confirmé cette remarque.

Il semble bien en effet que le lieu d'élection de la congestion et de la pneumonie grippales soit le poumon droit, et particulièrement le lobe inférieur.

Le Dʳ Tussau (arr. de Mâcon, Saône-et-Loire) a très souvent observé la forme céphalique, avec complication streptococcienne des cavités organiques de la tête, trompe d'Eustache, caisse du tympan, voies lacrymales, etc.

Le Dʳ Bastion, de Lannion (Côtes-du-Nord), observe, avec grande raison, que le microbe de la grippe semble limité dans ses moyens lorsqu'il est livré à lui-même; mais que, lorsqu'il ajoute son action à celles d'autres facteurs déjà en activité, il devient un agent pathogène terrible, et qu'alors tous les organes conviennent à ses aptitudes malfaisantes. Ainsi ce confrère incline à rapporter à la grippe un certain nombre d'accidents qu'il a observés au cours de l'épidémie ou à sa suite, et qui en seraient des manifestations ou des complications assez insolites : épistaxis graves et même mortelles, hémorragies lacrymales, intestinales, des voies urinaires, évolution rapide d'un cancer du sein jusque-là torpide chez une femme de 91 ans, troubles cérébraux, morts subites. Il est même disposé à considérer comme relevant de l'influenza à forme gastro-intestinale un certain nombre de fièvres plus ou moins continues, à marche bizarre et de durée variable, pouvant simuler la fièvre typhoïde, et cela dans un temps où les autres médecins de la région croyaient être en présence d'une épidémie de fièvre typhoïde que, seul à peu près, il n'a point constatée. Voilà encore une circonstance où le séro-diagnostic eût pu trancher le différend et juger la question.

Le Dʳ Chabenat signale, d'après le Dʳ Dony, de Cluis (Indre), des éruptions cutanées qui survenaient au bout de quatre ou cinq jours, comme épiphénomènes dans les grippes intenses, et qui consistaient en taches rouges, petites, formant un pointillé, avec prurit plus ou moins fort, occupant la face, le cou et les membres du côté de la flexion;

ces éruptions ressemblaient à la rougeole miliaire, mais n'étaient accompagnées ni de catarrhe oculo-nasal ni d'aucune manifestation du côté des muqueuses, et ne donnaient pas lieu à desquamation. Elles ne duraient guère plus de deux ou trois jours, et ne donnaient lieu à aucun changement dans l'allure de la maladie. Le Dr Dony suppose que cet épiphénomène était dû à l'élimination des toxines de la grippe par la peau. Il serait intéressant de savoir si elles ne relevaient pas d'une action médicamenteuse, au cas où, par exemple, les malades auraient été traités par l'antipyrine.

Dans un très intéressant rapport déjà plusieurs fois cité, le Dr Ollé (arr. de St-Gaudens, Hte-Garonne) signale une complication qu'il a souvent rencontrée depuis la grande épidémie de 1889-90 et qui n'est pas mentionnée par les auteurs. Il s'agit d'affections du système musculaire, telles que ruptures ou coups de fouet simples, survenant après des efforts ordinaires, langueur et débilité avec amaigrissement des muscles, mort rapide ou subite attribuable à une insuffisance cardiaque, tous phénomènes qui semblent indiquer que les muscles subissent dans la grippe une dégénérescence comme dans la fièvre typhoïde, ou des modifications dans leurs propriétés d'élasticité et de résistance, altérations consécutives directement ou indirectement à l'action des toxines microbiennes.

Au cours de deux épidémies de grippe qui ont sévi en 1897 et 1898 à Saint-Martin-de-Ré, le Dr L. Jaubert, médecin-major, a observé dans la garnison deux cas de grippe larvée à manifestations insolites, dont le diagnostic aurait été affirmé par le contrôle bactériologique. La première observation concerne un soldat qui fut traité pour une pleurésie nécessitant plusieurs ponctions et compliquée de péricardite et d'angine de poitrine. Je ferai observer que le malade fut réformé pour tuberculose pulmonaire, ce qui jette un doute sur la nature grippale de la pleurésie et de la péricardite ; que le bacille de Pfeiffer n'a été trouvé que dans les crachats, et qu'enfin on ne saurait rien arguer de l'absence du bacille de Koch dans le liquide pleurétique par l'examen direct seul. Une autre observation est relative à un cas de grippe dont le début aurait été marqué par une angine membraneuse diphtéroïde. Le bacille de Pfeiffer fut trouvé dans les produits qui recouvraient l'amygdale. Ici encore l'observation ne me paraît pas probante : est-on sûr que des microbes trouvés dans la gorge ne venaient pas des bronches, transportés dans la gorge par les crachats ?

La gravité de la grippe est extrêmement variable suivant les épidémies, suivant les régions et suivant les personnes. Signalée comme bénigne dans tel département, elle s'est montrée grave dans tel autre ; certaines personnes y semblent particulièrement disposées, et, après une première atteinte, sont reprises de nouveau à chaque occasion. Mais il est un point sur lequel tous les médecins sont d'accord, et qui est maintenant de connaissance vulgaire, c'est que la grippe est généralement bénigne, lorsqu'elle atteint des individus bien portants antérieurement et ne présentant aucune affection organique sérieuse, et qu'elle est, au contraire, très grave et souvent fatale pour les personnes débilitées par des fatigues et des excès, ou atteintes de certaines maladies organiques, ou usées par la vieillesse. C'est ainsi que les épidémies de grippe sont si funestes aux vieillards, à tous les débilités , aux tuberculeux, aux cardiaques, aux brightiques, etc.

Dans un travail sur la grippe et le surmenage, le Dr Schisgal, de Vernon (Eure), rapporte un certain nombre de faits confirmant ces notions acquises. Et incidemment il signale des manifestations ganglionnaires qui surviennent pendant la grippe chez les enfants, particulièrement sur les lymphatiques.

Si le pronostic de la grippe est très assombri par les conditions défectueuses antérieures de la santé, elle est elle-même à son tour le point de départ d'un certain nombre d'affections organiques qui persistent après elle, comme reliquat ou comme séquelles, sans parler de l'affaiblissement général de l'économie, dénotant l'atteinte profonde portée par l'influenza dans tous les systèmes et nécessitant une convalescence longue. Les divers appareils peuvent rester le siège de lésions plus ou moins graves, à la suite de la grippe. Parmi ces lésions il en est une que je ne vois pas indiquée et sur laquelle j'appelle l'attention des observateurs : c'est la néphrite chronique. L'albuminurie est très commune, ordinaire même au cours de la grippe, et elle peut persister à sa suite, comme conséquence de l'action infectieuse sur le rein. J'ai, pour ma part, rencontré un certain nombre de maladies de Bright qui ne paraissaient pas avoir d'autre origine.

La prophylaxie de la grippe ne diffère pas de celle des autres maladies infectieuses, mais j'estime que peut-être elle n'a guère été appliquée d'une façon régulière. Ce serait un grand tort; car il n'est pas douteux que, par les mesures d'isolement et de désinfection, on arriverait, comme nous en avons cité un exemple, à éteindre des foyers en pleine activité et à limiter des épidémies redoutables.

DIPHTÉRIE

La diphtérie s'est montrée dans tous les départements, toutes les statistiques en font mention ; quelques rapports seulement ou travaux divers nous ont signalé des épidémies, qui sans doute ont été rares en somme, si l'on en juge par le petit nombre de relations qui nous ont été communiquées.

La ville de Besançon a subi en 1898 une grave épidémie, dont nous devons au Dr Baudin l'intéressante histoire. Cette ville avait joui pendant longtemps d'une immunité relative vis-à-vis de la diphtérie. C'est en 1889 que se montra, pour la première fois, une épidémie de quelque importance, qui dura dix-huit mois avec des alternatives de recrudescences et d'accalmies. Cette épidémie d'ailleurs sévissait en même temps dans presque toute la région Est de la France. Puis, après une nouvelle trève, la maladie réapparaît plus fréquente au commencement de l'année 1898, et procède par poussées successives jusqu'aux derniers jours d'octobre ; à ce moment, l'épidémie éclate avec une soudaineté et une intensité effrayantes, alors que de janvier à octobre on comptait 52 cas avec 5 décès, il se développe 32 cas dans l'espace de trois semaines, puis l'épidémie se prolonge pendant trois mois et demi, donnant en tout 94 cas déclarés avec 11 décès. L'explosion épidémique s'est produite presque exclusivement dans un faubourg de Besançon dit Saint-Claude, parmi la population des écoles maternelles et primaires; de là, la maladie a facilement gagné les frères et sœurs des enfants contagionnés dans les écoles. Elle a surtout frappé la population ouvrière, épargnant presque complètement les familles aisées. L'efficacité des mesures prophylactiques, sévèrement appliquées et surveillées par un service municipal très bien organisé, s'est montrée avec une évidence saisissante : en quinze jours, le nombre des cas nouveaux tombait de 10 et 13 à 2 ou 3 par semaine, et, sauf deux poussées dans l'espace de trois mois, se maintenait peu élevé jusqu'à la cessation de l'épidémie. Les recherches bactériologiques ont donné, dans tous les cas examinés, le bacille de Lœffler, rarement pur, ordinairement associé à des staphylocoques et moins souvent à des streptocoques. Les injections de sérum antidiphtérique ont été employées dans presque tous les cas, et on leur a reconnu des effets aussi puissants que rapides : quelques injections préventives ont été pratiquées : on n'a pas relevé de cas de contagion parmi les enfants qui y ont été soumis, mais les conditions dans lesquelles on les a faites ne comportent pas de conclusions fermes. (Dr Baudin, médecin-directeur du bureau municipal d'hygiène de Besançon.)

En applaudissant au succès obtenu dans la lutte contre cette épidémie, je voudrais appeler l'attention sur le bureau municipal d'hygiène de Besançon, dont la solide organisation, soutenue par les pouvoirs publics, me paraît devoir être présentée comme modèle aux municipalités.

Deux foyers importants se sont montrés dans l'arrondissement de Sedan, à Floing et à Raucourt.

A Floing, village peu important, il y a eu 8 cas sans décès, grâce au sérum ; à Raucourt (1.784 habitants) l'épidémie a été plus étendue et plus meurtrière : du 3o août au 31 décembre, on relevait déjà 28 cas, et au 1er avril, on atteignait le chiffre effrayant de 53 cas avec 11 décès, plus de 1 pour 5. Dans la plupart des cas terminés par la mort malgré l'emploi du sérum antidiphtérique, ou bien la médication avait été employée trop tard, *in extremis*, ou bien il s'agissait de diphtérie associée (bacille de Lœffler et streptocoque). La recherche des conditions capables d'expliquer la propagation de cette terrible épidémie a conduit le Dr Pelletier à constater que sa marche par bonds successifs était en rapport avec les phénomènes météorologiques de l'atmosphère : il incline à attribuer aussi un rôle important aux poussières des rues et à la boue qu'on rapporte dans les maisons avec les chaussures. Les mesures hygiéniques inspirées par ces idées (désinfection des rues par des arrosages quotidiens, enlèvement immédiat des boues qui sont elles-mêmes désinfectées par la chaux vive, etc.), jointes aux moyens habituels de désinfection dans les appartements des malades et pour les objets à leur usage, n'ont paru influencer en rien la marche de l'épidémie ; mais il a été établi que, si les moyens recommandés ont été appliqués pour l'assainissement des rues et pour la désinfection des écoles, en revanche ils n'ont pas été employés pour les logements contaminés, dont un seul a été désinfecté ; les instances de l'autorité locale n'ont pu triompher de la mauvaise volonté des habitants (Dr Pelletier, arr. de Sedan, Ardennes).

Une grande épidémie s'est développée aux environs de Lure, à la fin de l'année : elle paraît avoir débuté à Plancher-les-mines, et de là s'est propagée dans une partie de l'arrondissement. La mortalité a été très faible, grâce aux injections de sérum. Il n'a presque jamais été fait de désinfections dans les maisons contaminées, la chose paraissant à peu près impraticable dans les campagnes ; il n'y a d'ailleurs aucun service public de désinfection à la disposition des habitants (Dr Cuche, arr. de Lure, Haute-Saône).

Dans l'arrondissement du Puy, des épidémies sérieuses se sont développées dans les écoles de plusieurs communes, et malheureusement les mesures que commandaient les circonstances ont été prises bien tardivement.

Dans l'école de Rouve, qui compte 25 élèves, plusieurs enfants souffraient de maux de gorge depuis environ trois semaines, on a attendu qu'il y eût déjà 3 décès pour en informer le maire. C'est pis encore pour l'école mixte de Salles, qui compte 50 élèves : l'institutrice s'étant aperçue que bon nombre de ses élèves avaient mal au gosier, qu'ils avaient de la difficulté à avaler et la voix rauque, informe le maire de la commune de cette situation, mais ce dernier lui fait défense d'en avertir l'autorité, de peur que l'école ne soit licenciée comme l'a été

6

récemment celle d'une localité voisine. L'institutrice garde le silence, même après le décès de 3 enfants d'une seule famille, et ce n'est qu'à la mort d'un autre enfant qu'elle se décide enfin à prévenir M. l'inspecteur ! (Dr Alirol, du Puy, Haute-Loire).

Le Dr Turgis signale une épidémie importante dans l'arrondissement de Falaise (Calvados) : dans la seule ville de Falaise, 3o cas ont été signalés ; celte extension considérable paraît due à l'insuffisance persistante des moyens de désinfection. Cependant, à l'heure actuelle, une étuve mobile fonctionne dans de bonnes conditions et il y a lieu d'espérer une diminution dans les maladies épidémiques.

La diphtérie a été plus fréquente que par le passé à Dijon et dans les environs (Dr Misset) ; elle a été très répandue, pendant trois mois, dans un grand nombre de communes de l'arrondissement de Mayenne, mais elle y a été peu meurtrière, grâce aux inoculations de sérum : 53 cas, 6 décès (Dr Morisset, de Mayenne).

Le Dr Magnant, de Gondrecourt (Meuse), nous a donné l'intéressante relation d'une petite épidémie de diphtérie localisée dans deux habitations isolées, maisons de gardes-barrières du chemin de fer de l'Est ; dans la première, la maladie atteint 3 enfants, un quatrième, nouveau-né nourri au sein, a seul échappé ; huit mois après, épidémie semblable dans l'autre habitation, distante de la première de 1.200 mètres : 2 enfants sur 3 sont atteints. Comment expliquer ces épidémies ? La seconde a certainement pu provenir de la première, d'autant plus que la mère de famille du second groupe venait prêter son assistance dans la première poussée épidémique, et avait pu rapporter chez elle des germes qui sont demeurés latents jusqu'à une occasion favorable. Mais pour la première épidémie, ne pouvant en trouver la cause dans une contagion, puisque lacontrée paraissait indemne depuis longtemps, le Dr Magnant incline à incriminer, comme il l'avait déjà fait antérieurement pour des cas analogues, l'infection du sol avoisinant ces deux habitations, sol récemment remué par de grands travaux de terrassement et souillé par les déjections de nombreux ouvriers employés à ces travaux. Grâce à la sérothérapie, les 5 cas susindiqués ont guéri.

La diphtérie a amené 36 décès rien qu'à Constantine, et il y a eu environ 110 enfants atteints, quoique la statistique officielle n'en indique que 52 (Dr Piquet, arr. de Constantine). La grande extension prise par le fléau ne s'expliquerait-elle pas par des causes analogues à celles que le Dr Piquet et d'autres confrères d'Algérie ont indiquées pour d'autres maladies épidémiques, à savoir que les indigènes cachent ces maladies par crainte de l'intervention administrative et surtout des mesures de désinfection?

Quelques épidémies locales permettent de suivre pas à pas la propagation de la maladie : ainsi on la voit s'étendre successivement dans trois communes du Jura ; elle commence à Desnes (548 hab.) où il y a 14 cas et 2 décès : la maladie se transmet chez un fromager de Nance, où fréquentaient des enfants de Desnes qui venaient d'avoir la diphtérie et étaient venus habiter Nance ; 3 enfants sont pris successivement et guérissent ; un quatrième enfant de la même famille reçoit une injection préventive et reste indemne, quoiqu'ayant continué à séjourner dans ce foyer de contagion. Enfin, l'épidémie de Desnes se propage aussi à Arlong où elle produit 2 cas suivis de guérison. Tous les sujets atteints par cette épidémie, parmi lesquels plusieurs très gravement, puisque la plupart ont eu des paralysies diphtériques, ont été injectés dans le plus court délai possible avec le sérum antidiphtérique, plusieurs injections préventives ont été faites avec succès par le Dr Chevrot. L'épidémie a paru complètement terminée après une durée de six mois (Dr Billet, arr. de Lons-le-Saunier, Jura).

Dans un pensionnat de jeunes filles de Romorantin, 3 cas se sont succédé : le premier a été mortel, les deux autres ont été relativement bénins, grâce aux injections de sérum pratiquées dès le début. Le médecin des épidémies se plaint avec raison de n'avoir été informé que par hasard de l'existence du premier cas, et seulement après le décès de l'enfant, qui, durant toute sa maladie, avait été soignée, au pensionnat même, au milieu de ses compagnes : il faudrait, ajoute-t-il avec raison, une surveillance plus active des écoles et pensionnats, afin que les directeurs ne puissent pas conserver chez eux des enfants atteints de maladies contagieuses, à l'insu du médecin des épidémies (Dr Semen, arr. de Romorantin, Loir-et-Cher).

Deux intéressants travaux ont trait aux rapports de la diphtérie humaine avec la diphtérie aviaire, et ont une certaine importance au point de vue de la prophylaxie. Le Dr Spiral (arr. de Montmédy, Meuse) signale la fréquence relative de la diphtérie dans l'arrondissement, et croit devoir l'attribuer pour une grande partie à l'introduction en France, par la Belgique, de très grandes quantités de poules italiennes; souvent, pour ne pas dire toujours, il se trouve une certaine quantité de ces volatiles atteints de diphtérie, qui empoisonnent les poulaillers dans lesquels ils sont placés, et communiquent certainement leur maladie aux enfants de la maison. Il serait, ajoute-t-il avec raison, désirable que ces volailles ne puissent pas franchir la frontière, avant qu'on se soit assuré de leur état sanitaire.

Voici, d'autre part, une épidémie de diphtérie qui a sévi à Andernos, arrondissement de Bordeaux, et qui a atteint surtout les enfants des écoles communales et de la crèche; cette épidémie humaine avait été précédée d'une épidémie aviaire, plusieurs médecins n'avaient pas hésité à établir le rapport entre ces deux maladies, et le Prof^r Ferré, de Bordeaux, en a donné la démonstration complète, par une série d'expériences destinées à montrer l'identité de la diphtérie aviaire et de la diphtérie humaine. Dans cette épidémie, les mesures prophylactiques habituelles durent être appliquées aux poulaillers en même temps qu'aux chambres des petits malades: l'épidémie de diphtérie aviaire d'Andernos ayant cessé, l'épidémie de diphtérie humaine s'est éteinte à son tour (Prof^r Vergely, à Bordeaux, Gironde).

Le Dr Loir, de Tunis, ne paraît pas admettre l'identité des deux diphtéries, humaine et aviaire, car il parle de nombreuses angines graves d'apparence diphtérique qu'on observait à Tunis, et qui seraient dues à d'autres causes, parmi lesquelles le microbe spécial de la diphtérie aviaire; d'autres sont dues au streptocoque, au staphylocoque; et, d'autre part, certaines angines que leur bénignité fait considérer comme des angines simples sont de nature diphtérique. Ces difficultés du diagnostic des angines pseudo-membraneuses sont aujourd'hui bien connues, et il est incontestable qu'il est nécessaire d'appuyer le diagnostic de toutes les angines suspectes sur un examen bactériologique des fausses membranes ; depuis qu'on a le sérum antidiphtérique, la nécessité de ce diagnostic s'impose. Il existe à Tunis, depuis 1894, un service municipal du diagnostic de la diphtérie, comme annexe à l'Institut Pasteur ; ce service fonctionne bien et un assez grand nombre de médecins y ont recours. — Pourquoi faut-il qu'un grand nombre de nos départements ne soient pas pourvus de cette ressource indispensable, et que quelques grandes villes seulement en soient favorisées !

La diphtérie vraie paraît peu fréquente à Tunis, et aussi peu grave : la statistique relève 390 décès imputables à cette cause dans l'espace de 13 ans, de 1886 à 1898, ce qui n'a rien d'exagéré (Dr Loir, de Tunis).

Le Dr Boquin, d'Autun (Saône-et-Loire), insiste également sur les difficultés du diagnostic des angines pseudo-membraneuses : sur 9 angines de ce genre qu'il a soignées pendant l'année, l'analyse bactériologique en a révélé seulement 4 comme vraiment diphtériques :

2 fois le bacille de Lœffler était seul : 2 guérisons ;

1 fois il était associé au streptocoque et au staphylocoque : 1 décès ;

1 fois il était associé seulement au streptocoque : 1 décès : (au 28e jour par paralysie diphtérique) ;

3 fois, le streptocoque était seul : 3 guérisons (1 fois paralysie du voile du palais) ;

2 fois, le streptocoque et le staphylocoque étaient associés : 2 guérisons.

Cette petite statistique, toute restreinte qu'elle est, montre l'importance diagnostique et pronostique de l'examen bactériologique. La clinique seule est souvent impuissante à séparer ces angines, et à reconnaître sûrement celles qui sont diphtériques ou qui ne le sont pas.

Il n'est pas douteux qu'un certain nombre d'angines, signalées et traitées comme diphtériques, n'aient été que des angines herpétiques, et inversement que des angines vraiment diphtériques aient été rapportées à d'autres causes ; dans les cas douteux, le diagnostic ne peut avoir de sécurité que s'il est appuyé sur l'analyse bactériologique, et celle-ci a encore l'avantage de faire connaître les angines à associations microbiennes, que seule elle permet de bien interpréter.

Quelques-uns des travaux qui nous ont été adressés présentent des considérations utiles au sujet de l'étiologie, de l'évolution ou du traitement. Le Dr Mantel (arr. de Saint-Omer, Pas-de-Calais) cite un cas dans lequel il est porté à admettre la reviviscence possible du bacille de Lœffler après un certain nombre d'années : dans ce cas, 3 enfants de la même famille avaient été atteints de diphtérie mortelle trois ans auparavant ; il ajoute qu'il a été à même d'observer plusieurs faits analogues. J'ai vu, dans un autre rapport, dont l'auteur m'échappe, le cas intéressant d'un enfant qui avait été atteint de diphtérie, après avoir couché pendant une huitaine de jours dans le compartiment d'une roulotte où un de ses frères était mort de la même maladie un ou deux ans auparavant ; jusque-là les parents n'avaient pas osé faire coucher un de leurs enfants dans cette même place.

Notre confrère de Saint-Omer observe encore que, dans la majorité des cas, la contagion s'effectue, non pas par contact direct ni par l'intermédiaire de tierces personnes, mais par des objets tels que vêtements, ouvrages fabriqués par la mère ou la sœur du malade près de son lit et livrés ensuite pour la vente, pièces de monnaie, etc. : un petit garçon n'avait pas quitté durant toute sa maladie une dizaine de pièces de 5 francs dont on récompensait sa docilité à subir les examens et les traitements.

Le Dr Sicard, de Béziers, nous a communiqué une observation très intéressante d'angine diphtérique à durée anomale. De nombreux examens bactériologiques lui ont fait rapporter cette angine au bacille diphtérique atténué, associé au coccus de Brisou. Ce cas, survenu chez un enfant de 12 ans, de complexion délicate, et atteint d'asthme héréditaire et de coryza chronique, a été remarquable : 1° par la durée anomale de la maladie qui est de près de quatre mois ; 2° par la résistance qu'ont présenté les fausses membranes à une dose considérable de sérum antidiphtérique, 170 centimètres cubes en 10 injections ; 3° par les accidents qui ont accompagné les injections de sérum, les uns déjà bien connus (érythèmes, urticaires, conjonctivite, douleurs articulaires), d'autres non signalés antérieurement, tels que congestions douloureuses des testicules et du scrotum, douleurs au niveau des articulations intervertébrales ; 4° par l'absence de fièvre, l'absence d'albumine dans l'urine et l'intégrité relative de l'état général. Cette observation montre encore quel danger pourrait faire courir à son entourage, et surtout aux enfants au milieu desquels il peut se trouver, un malade présentant ainsi dans la gorge des taches ou fausses membranes insignifiantes, si l'on ne recherchait et reconnaissait la nature des lésions légères qu'il présente.

La prophylaxie et le traitement de la diphtérie semblent être régulièrement appliqués presque partout. Aux mesures d'isolement et de désinfection habituelles, le Dʳ Courlade, médecin à Outarville (Loiret), conseille d'ajouter, pour les personnes exposées à la contagion, des lotions du visage et des mains avec une solution de sublimé au 1.000° plusieurs fois par jour et l'emploi de petites doses de perchlorure de fer dilué à l'intérieur et en gargarisme.

Les bienfaits du sérum de Roux, à titre préventif et à titre curatif, sont proclamés par tous nos médecins d'épidémies qui en ont fait usage, et l'emploi en est maintenant à peu près universel. Un exemple : dans une famille où le père, la mère et 2 enfants ont été atteints, tous ont guéri après avoir reçu une injection de sérum ; 3 autres enfants, appartenant à la même famille et injectés préventivement, ont été indemnes (Dʳ Mantel, de Saint-Omer). Mais il faut, pour que ce traitement soit efficace, qu'il soit employé à temps, c'est-à-dire, de bonne heure, dès le début du mal. Nous trouverions dans nos rapports plusieurs exemples analogues à celui que nous venons de citer ; ces injections de sérum ont été assez souvent multipliées, jusqu'à être repétées 8, 10, 12 fois et plus, peut-être même abusivement, il y a là un point de pratique qui n'est sans doute pas encore définitivement fixé. Les accidents imputables au sérum, tels que douleurs articulaires, érythèmes, etc. sont plusieurs fois signalés. Un seul décès a été attribué au sérum, et l'accusation est contestable. Le sérum employé, provenant de l'Institut Pasteur, avait deux mois de date, n'était pas bouché, et avait été injecté en deux fois à 24 heures d'intervalle à la dose de

15 grammes; l'enfant, âgé de 4 ans, a eu de la néphrite consécutive, des accidents urémiques, et a succombé huit jours après (Dʳ Quenouille, arr. de Sens, Yonne). Il n'est pas indiqué dans cette observation depuis quand l'enfant avait la diphtérie, et on peut se demander si les accidents survenus ne sont pas plutôt imputables à la diphtérie elle-même qu'au traitement très modéré qui a été employé.

ROUGEOLE

La rougeole, la plus fréquente et la plus permanente des fièvres éruptives, a sévi comme d'ordinaire à peu près partout, plus ou moins nombreuse et plus ou moins sévère, assez uniforme d'ailleurs, dans les foyers qu'elle a présentés, au point de vue de son évolution et de ses complications.

A Sedan et dans plusieurs communes de l'arrondissement, notamment à Raucourt et à Vrigne-au-Bois, elle a sévi épidémiquement et a atteint une grande partie de la population enfantine, avec un chiffre assez élevé de décès occasionnés surtout par des complications pulmonaires (Dʳ Peltier, arr. de Sedan).

Le Dʳ Gueslin la signale comme ayant eu une intensité étonnante dans l'arrondissement de Boulogne (Pas-de-Calais). De même dans l'arrondissement de Calais, épidémie grave dans les quatre derniers mois de l'année, causant 87 décès sur une population de 56.000 habitants; en novembre et décembre, un tiers du chiffre total des décès est dû à cette cause, et presque tous se sont produits chez des enfants âgés de moins de 20 mois, amenés surtout par la broncho-pneumonie, quelquefois par des convulsions (Dʳ Crèvecœur, arr. de Calais, Pas-de-Calais).

Dans l'arrondissement de Dunkerque, la rougeole et la coqueluche auraient causé plus de décès que la fièvre typhoïde et la diphtérie; en quatre mois, de mai à août, plus de 500 enfants furent atteints et, rien qu'à Dunkerque, il y eut 35 décès dus surtout à la broncho-pneumonie. L'épidémie avait été importée de Lille à Dunkerque pendant les vacances de Pâques (Dʳ Reumaux).

Dans l'arrondissement de Béthune, la rougeole a présenté une gravité exceptionnelle ; dans la commune d'Harnes, 5o décès sur 49o cas (Dr Boutleux). L'arrondissement d'Abbeville a été atteint par de nombreuses épidémies, mais celles-ci très bénignes : à Fressenneville, par exemple, sur 191 élèves inscrits à l'école des garçons, 166 ont eu la rougeole; pas de décès (Dr Légée, arr. d'Abbeville, Somme).

Le midi et le centre de la France n'ont guère été plus épargnés que le nord ; ainsi, dans les Basses-Pyrénées, la rougeole aurait sévi à peu près partout (Dr Ferré et Dr Delvaille, arr. de Pau et de Bayonne). Rougeoles très nombreuses dans la Haute-Garonne (Dr Ollé, arr. de Saint-Gaudens). La rougeole est fréquemment signalée dans la Côte-d'Or où elle est ordinairement bénigne (Dr Misset). Elle a été au contraire intense et grave à Reims (Dr Hoël). En Algérie, je ne relève qu'une épidémie intense à Sétif, plus répandue parmi les colons que parmi les indigènes et se montrant d'ailleurs avec une bénignité relative (Dr Aubry, arr. de Sétif, Constantine).

Le Dr Chabenat signale une épidémie locale, qui aurait sévi à Neuvy-Saint-Sépulcre du mois d'août au mois d'octobre, et qui aurait été très sévère : 25 enfants auraient succombé dans cette seule commune, dont la population ne dépasse pas 2.600 habitants. Cette épidémie, attribuée à la rougeole, paraît avoir présenté des caractères insolites, malheureusement les renseignements fournis sont tout à fait insuffisants : le Dr Chabenat n'a vu lui-même qu'un jeune garçon de cette région, atteint d'une rougeole à forme bizarre, avec éruption rappelant celle de la scarlatine et autres symptômes tels que angine, adénites retro-maxillaires, délire, température élevée, mais d'autre part catarrhe laryngé et phénomènes prodromiques de la rougeole (Dr Chabenat, de la Châtre, Indre). Si tous les cas ressemblaient à celui qui précède, il y aurait lieu de se demander si l'épidémie de Neuvy-Saint-Sépulcre ne doit pas être attribuée à la rubéole.

On sait à quel degré la rougeole est contagieuse chez les enfants, avec quelle facilité elle se propage, et comment sa contagiosité précoce rend difficiles et malheureusement illusoires le plus souvent toutes les mesures d'hygiène prophylactique : c'est qu'en effet la

7

rougeole est contagieuse dès le début, surtout même au début, avant
l'éruption et par conséquent avant que le diagnostic puisse être
assuré ; il en résulte que très souvent l'isolement des petits malades
est pratiqué trop tard, quand ils ont déjà semé autour d'eux les germes
infectieux. Ce qui contribue encore à la propagation de la maladie,
c'est l'insouciance des parents et des maîtres pour cette maladie qu'ils
croient nécessaire ou du moins inévitable. Enfin, on ne la redoute pas
assez ; elle est, il est vrai, souvent bénigne, beaucoup plus dans les
petites localités que dans les grandes villes et dans les hôpitaux où elle
est particulièrement meurtrière ; mais encore est-il qu'elle est quelque
fois grave par elle-même, et même terrible par ses complications,
telles que broncho-pneumonie, maladies locales des yeux ou des oreilles,
etc., ou par ses suites (manifestations scrofuleuses ou tuberculeuses).

Tous les médecins sont d'accord pour les mesures de préservation
qu'il convient d'employer : isolement des malades, évacuation et désinfection des locaux scolaires, fermeture des écoles maternelles. Ces mesures sont quelquefois difficiles à obtenir à cause de la résistance des
municipalités ou des maîtres, elles paraissent indispensables ; si le licenciement n'a pas semblé nécessaire dans une école où il ne s'est montré
qu'un ou deux cas isolés, il faut au moins pratiquer une désinfection
sérieuse des locaux, qu'on pourra renouveler les jeudis et les dimanches,
comme l'a conseillé le Dr Lestocquoy (arr. d'Arras, Pas-de-Calais).

Cependant, dans une épidémie de rougeole et de varicelle qui
était survenue dans une école maternelle, le Dr Manouvrier, de
Valenciennes, que l'on sait si soucieux de tout ce qui concerne
l'hygiène, décida, d'accord avec le maire, de ne pas licencier l'école
maternelle, établissement nullement comparable à un internat dans
lequel la maladie s'exalte par le séjour continu des malades à la
période d'incubation ; d'ailleurs, ajoute-t-il, l'éparpillement des
jeunes enfants, dans les maisons de leur voisinage et sur la voie
publique, serait préjudiciable à tous égards : on se contenta d'une désinfection méthodique et sérieuse des locaux par le sublimé, ou par les
vapeurs de formol qui n'altèrent point les objets si délicats du ma-
tériel scolaire ; en fait, l'épidémie ne se développa point : il y eut en

tout 8 varicelles et 6 rougeoles, avec 1 décès, sur un effectif de 260 élèves de 2 à 6 ans. — Dans des épidémies de rougeole de 5 autres communes du même arrondissement, la fermeture temporaire des écoles communales ou des écoles maternelles fut prescrite.

Il y a là une sorte de contradiction que je dois signaler : il serait sans doute utile que l'on fût bien fixé sur la ligne de conduite à suivre dans ces circonstances délicates, et que l'on adoptât une réglementation qui doit laisser le moins possible place aux appréciations particulières.

Relativement à l'influence du séjour continu des enfants dans un milieu infecté, le Dr Manouvrier rapporte une petite épidémie survenue dans un collège de jeunes filles et qui atteignit 16 élèves sur 135 : or, 15 élèves internes furent atteintes sur 31, soit près de la moitié, alors qu'une seule externe sur 104 fut malade.

Les mesures prophylactiques commandées par la rougeole doivent être décidées et exécutées dans le plus bref délai possible, sous peine d'être inefficaces. Il faut que les maîtres d'école et les directrices d'asile, dès qu'ils soupçonnent l'apparition d'une maladie contagieuse chez un des enfants qui leur sont confiés, en fassent de suite la déclaration au médecin désigné pour cela, et que les mesures jugées nécessaires soient exécutées sur l'heure. Je dois relever, à ce sujet, le fait suivant, signalé par le Dr Coriveaud, de Blaye, en souhaitant qu'il soit exceptionnel : « L'épidémie de rougeole, dans une école publique de Blaye, est signalée à la préfecture par une lettre du maire le 23 mars, l'arrêté (de fermeture) est signé le 29 mars, transmis à l'inspecteur primaire le 30 mars et transmis à Mme la directrice le 1er avril : soit un intervalle de neuf jours, et il est exécutoire pour une période de quinze jours à partir du 23 mars ; or cet intervalle correspond au maximum de gravité et d'intensité de l'épidémie. » (Prof^r Vergely, arr. de Bordeaux, Gironde).

RUBÉOLE

La rubéole ne figure pas parmi les maladies qui nous ont été signalées par les médecins des épidémies ; je rappellerai seulement

pour mémoire l'hypothèse que j'ai émise relativement à l'épidémie de
Neuvy-Saint-Sépulcre qui a été relevée comme épidémie de rougeole.

. Mais un de nos confrères de l'armée, le Dr Deumier, médecin-
major au 72° régiment d'infanterie, nous a transmis la relation d'une
petite épidémie de rubéole développée dans une caserne de Lorient en
juin et juillet 1898 ; il y eut 17 cas en 3 séries :

> du 24 au 27 juin . . . . 4 malades
> du 10 au 13 juillet . . . . 8 —
> du 27 juillet au 3 août . . . . 5 —

Cette petite épidémie, dont l'origine fut inconnue, peut contribuer à éclairer un point discuté, celui du moment où la maladie est
contagieuse : il semble bien, comme quelques auteurs l'ont déjà dit,
que ce soit à la période d'invasion, et non à la période d'éruption ni
à celle de convalescence. En effet, les malades étaient séparés de leurs
camarades dès l'apparition de l'éruption, ce qui n'empêchait pas la
transmission de la maladie ; et, d'autre part, on n'a observé aucun cas de
contagion, ni à l'infirmerie ni à l'hôpital, où les malades séjournaient
tout le temps de la période d'éruption et de la période de convalescence, et où ils n'étaient qu'incomplètement isolés. La marche de
l'épidémie, en trois séries de courte durée chacune,' séparées par un
assez long espace de temps, plaide dans le même sens et tendrait à
démontrer que la durée de contagiosité de la maladie doit être brève.

La durée de l'incubation dans l'épidémie en question aurait été
exactement de dix-sept jours, un peu plus longue qu'on ne l'indique
en général. L'épidémie de la caserne de Lorient n'a, au point de vue
clinique, rien présenté de bien particulier : le Dr Deumier insiste avec
raison sur le polymorphisme de l'éruption, qui rappelle par places
celle de la rougeole, ailleurs celle de la scarlatine, sur le catarrhe
concomitant des membranes muqueuses comme dans la rougeole, et
en même temps sur l'existence d'une angine comme dans la scarlatine, et surtout sur les adénites multiples, notamment cervicales et in-
guinales, qu'on rencontre chez tous les malades et dont on trouve
encore les traces un mois ou deux après la guérison. Ce sont là les

principaux éléments du diagnostic de la rubéole avec les autres maladies, notamment avec la rougeole, qu'on a souvent confondue avec elle.

« Il serait à désirer, dit le Dr Deumier, qu'on lui donne un numéro dans la nomenclature des maladies de la statistique militaire, afin qu'on ne fût pas obligé de la classer sous une épithète fausse. »

J'ajouterai qu'il y aurait lieu de se préoccuper de cette maladie, dont l'individualité n'est établie que depuis peu de temps, et qui paraît tendre à s'acclimater chez nous. Peu grave jusqu'ici et sans complications sérieuses à ce qu'il semble, elle n'est pourtant pas négligeable, et est peut-être susceptible de s'aggraver.

VARIOLE

En France, il y a eu un très petit nombre d'épidémies de variole, mais il ne devrait pas y en avoir du tout, aucune maladie contagieuse n'étant mieux et plus facilement évitable par la vaccination.

Je ne trouve guère dans les rapports des médecins que trois ou quatre épidémies de quelque importance.

La variole a sévi gravement à Ambérieux, où il y a eu 21 cas et 14 décès. La maladie avait été importée par un collégien de Nantua, qui en était atteint; elle a peu rayonné dans les autres communes, sauf par cas isolés ou par petits groupes : la population s'est préservée par la vaccine et par les mesures de désinfection (Dr Bozonet, arr. de Bellay, Ain). Le médecin des épidémies de l'arrondissement de Nantua signale 6 cas de variole à Charix, et dit que le germe de la maladie paraît avoir été pris en accompagnant à Bourg un varioleux venant d'une localité autre que Charix (Rapport non signé).

Une autre épidémie s'est développée à Ustaritz et a duré trois mois! elle comprend 38 cas dont 25 enfants et a donné 6 décès; il y a eu en outre 2 cas à Jatœa dont 1 décès, soit en tout 40 cas et 6 décès. L'épidémie paraît avoir été apportée par une Espagnole; de nombreuses vaccinations et revaccinations ont été pratiquées (Dr Delvaille, arr. de Bayonne, Basses-Pyrénées).

A Loon-Plage, 2 enfants furent atteints de variole, dont 1 de 8 mois qui a succombé rapidement. Dix jours auparavant, sa sœur, âgée de 8 ans et qui avait été vaccinée, avait eu simplement une varioloïde. L'enquête apprit que cette petite fille avait été à bord d'un bateau qui stationnait dans le canal, et où quelques jours auparavant il y avait eu des varioleux. La commune de Loon-Plage est administrée par un médecin, M. Bury, qui comprit le danger ; des mesures radicales furent prises aussitôt, incinération de tous les vêtements et objets ayant touché l'enfant mort de variole, désinfection complète de la maison, isolement, revaccinations aussi étendues que possible dans le voisinage : la maladie ne se propagea pas. Ce n'est pas la première fois que des mariniers apportent la variole dans les localités où stationnent leurs bateaux ; leurs enfants, ne fréquentant pas les écoles, n'ont pas besoin de certificat de vaccine, et les parents négligent de les faire vacciner : une loi, rendant la vaccination obligatoire, pourrait seule les y contraindre (Dr Reumaux, arr. de Dunkerque, Nord). Le Dr Dézautière, médecin du Creusot, a, dans le temps, publié une observation analogue : un batelier, dont la famille était variolée, avait ainsi porté le fléau dans plusieurs villages riverains du canal de la Loire.

Une épidémie de variole aurait sévi à Cuffy du 10 au 31 décembre, et aurait atteint 40 personnes (2 hommes et 38 enfants) ; malgré son étendue, elle aurait été extrêmement bénigne, il n'y aurait pas eu de décès. L'origine en est restée inconnue, et aucune des localités voisines n'a été atteinte (Dr Coulon, arr. de Saint-Amand, Cher). Nous n'avons aucun détail sur cette épidémie, mais le peu de gravité de la maladie, le fait qu'elle a sévi presque exclusivement sur des enfants, etc., inspire quelques doutes sur sa nature supposée. Ne s'est-il pas simplement agi d'une épidémie de varicelle ?

Mais il ne faudrait pas que la diminution de la variole en France, en acceptant qu'elle soit réelle, conduisit à se relâcher dans l'application de la vaccine. Peut-être en est-il ainsi dans quelques départements : « Comment ne pas constater avec inquiétude, dit le Dr Delacour, pour le département d'Ille-et-Vilaine, que les vaccinations sont en décroissance ; M. le sous-préfet de Montfort déclare que sur 7.053 naissances, il y a eu

1.480 vaccinations. Nous n'avons pas eu la variole, mais la variole est toujours à nos portes, avec son effroyable cortège de souffrances et de décès. Le Morbihan est toujours près de nous, avec sa variole en permanence prête à nous envahir ». Ayant eu l'occasion de constater des infractions à la loi scolaire, le Dr Boquin, d'Autun, a fait plusieurs inspections dans les écoles et a vacciné ou revacciné plus de 200 élèves hors la loi.

Si les épidémies de variole sont relativement rares en France, il est loin d'en être ainsi dans nos colonies, particulièrement en Algérie, en Tunisie, etc., où la maladie persiste avec intensité, et où malheureusement la vaccine rencontre de grandes difficultés à se propager chez les indigènes ; aussi les médecins de ces régions sont-ils unanimes à réclamer la vaccination obligatoire.

En Algérie, les médecins des épidémies, tout en signalant la fréquence de la variole, nous donnent peu de renseignements sur sa morbidité et sa mortalité, parce que les déclarations ne sont pas faites, et même que les épidémies sont dissimulées aux médecins et à l'administration. A Gastu, par exemple, le maire s'émeut de constater 20 décès en un mois dans une population de 100 habitants, et on arrive à savoir qu'il s'agit d'une épidémie de variole. A Robertville, le maire lui-même contracte la variole, il n'appelle pas de médecin, on apprend sa maladie par voie administrative. L'épidémie avait été importée vers la fin de septembre par des indigènes de Biskra, venus à Gastu pour vendre des dattes ; de cette commune, elle s'était propagée sur une étendue de plus de 100 kilomètres, assez bénigne, quoique très envahissante. La population européenne a été à peu près indemne (Dr Féraud, arr. de Philippeville, Constantine).

En Tunisie, la variole a continué à faire de grands ravages. Pour la ville de Tunis seulement, la mortalité qui avait atteint en 1888 le chiffre effrayant de 1.645 décès et en 1894 celui de 870, a été encore de 320 décès en 1898. Naturellement, la maladie sévit particulièrement sur la population arabe, qui est encore rebelle à la vaccination, et qui semble même rechercher la petite vérole par la pratique de la variolisation. La vaccination est en progrès, grâce aux médecins et à quelques initiatives individuelles, mais les résultats obtenus sont encore insuffisants, il serait nécessaire d'obtenir la vaccination obligatoire. La Conférence consultative de Tunisie l'a demandée, mais le gouvernement de la Régence n'a pas cru pouvoir l'accorder, et cependant les motifs qu'on oppose à l'adoption de cette mesure salutaire sont loin de paraître irréductibles : une récente thèse pour le doctorat en médecine, soutenue par un indigène musulman, nous apprend que l'objection religieuse, la plus grave peut-être de celles qu'on oppose à la vaccine, vient d'être renversée par une consultation de deux savants de la Mosquée de Tunis (Dr Loir, de Tunis). Dans un mémoire annexé à son important rapport, le Dr Loir indique qu'on ne doit pas, dans les pays chauds, procéder à la vaccination pendant la saison chaude, de juin à novembre, parce que, d'après les expériences du Dr Lemoyne, professeur agrégé au Val-de-Grâce, les hautes températures atténuent rapidement la virulence du vaccin, et qu'on serait exposé à des résultats négatifs, ce qui est dangereux à cause de la fausse sécurité que donne une vaccination opérée dans des conditions défectueuses.

Ce n'est pas au rapporteur de la commission des épidémies qu'il appartient de faire campagne pour obtenir la vaccination obligatoire, aussi bien en France qu'en Algérie, en Tunisie et dans les autres colonies, mais il ne peut laisser passer l'occasion de se joindre à ceux qui mènent le bon combat. L'Académie de médecine, par ses délibérations antérieures et par les instances réitérées de son zélé directeur du service de la vaccine, M. Hervieux, n'a cessé de demander l'application obligatoire de cette mesure bienfaisante, et elle continuera à la réclamer jusqu'à ce qu'elle obtienne satisfaction. La loi Liouville n'attend qu'une deuxième délibération pour être consacrée par le parlement, pourquoi différer encore ?

SCARLATINE

La scarlatine, très rare en France il y a 40 ans encore, est aujourd'hui une maladie commune, disséminée un peu partout, quoique beaucoup moins fréquente que la rougeole et la coqueluche, sans doute parce qu'on la craint davantage et qu'on fuit les malades qui en sont atteints. Elle n'est signalée en 1898 que par un petit nombre de rapports, qui dénoncent plutôt des foyers locaux que des épidémies de grande étendue.

Importante épidémie dans 9 communes de l'arrondissement d'Autun, où le Dr Boquin en relève 148 cas; et le Dr Hauzé, de Cussy, a observé une véritable épidémie de néphrite albumineuse, sévissant surtout sur des enfants, et sûrement imputable à des scarlatines méconnues ou négligées (Dr Boquin, d'Autun, Saône-et-Loire).

Le Dr Quenouille signale 36 cas à Sens, surtout dans les écoles et dans les asiles; les enfants, rentrant malades dans leur famille, y formaient souvent un foyer secondaire.

Nombreux cas dans l'arrondissement de Gannat (Dr Mignot).

La scarlatine est maintenant fréquente à La Châtre et dans ses environs ; elle y sévit à l'état épidémique depuis 1895. Ce serait même aujourd'hui la maladie dominante dans l'arrondissement, où elle a sévi cette année dans 10 communes. Elle ne cause d'ailleurs qu'une faible mortalité, on n'a relevé en 1898 que 3 décès dus à des complications rénales (Dr Chabenat). — Outre quelques cas disséminés dans diverses communes de l'arrondissement. la scarlatine a sévi épidémiquement dans la petite ville de Donchery; elle avait commencé par un enfant de l'école libre, et celle-ci dut être fermée à cause des cas multiples qui s'y développèrent, malgré les mesures de désinfection ; elle envahit ensuite l'école communale et l'asile. L'épidémie dura trois mois, ayant donné 32 cas dont 1 mortel par encéphalopathie albuminurique. L'épidémie est éteinte depuis plus de six mois, grâce aux mesures d'isolement et de désinfection qui ont été très sérieusement pratiquées (Dr Peltier, de Sedan, Ardennes).

Le docteur Misset signale la scarlatine comme peu fréquente dans la Côte-d'Or, mais plus grave que par le passé ; elle est assez souvent compliquée d'angines, qui sont quelquefois considérées et traitées comme diphtériques sans qu'on ait déterminé leur nature. Comme je l'ai dit à l'occasion de la diphtérie, il serait nécessaire de pouvoir pratiquer l'examen bactériologique de ces angines, ne fût-ce que pour éviter des traitements parfois inutiles et peut-être nuisibles.

8

La scarlatine serait au contraire, au rapport du Dr Vergely, devenue très rare à Bordeaux, et les cas observés y seraient d'une extrême bénignité.

Le Dr Joly, médecin-major, nous a donné une intéressante relation d'une épidémie de scarlatine qu'il a observée à Teniet-el-Haad ; l'épidémie (15 cas, 2 décès) dura quatre mois et atteignit surtout des enfants du village et quelques membres de familles militaires ; la propagation s'est faite surtout par l'école, que fréquentaient presque tous les enfants. Quant à l'origine, elle est restée douteuse : peut-être y avait-il eu un cas de scarlatine six mois auparavant dans la maison occupée par la famille qui a présenté le premier cas de l'épidémie. L'époque de la contagion a pu être quelquefois déterminée : dans les cas dont la filiation a pu être suivie, c'est le plus souvent au début, dans la période de l'énanthème angineux ou pendant la période d'éruption, que la contagion s'est effectuée ; elle se ferait donc généralement par la voie pharyngée et buccale, soit directement par la respiration, soit indirectement par les objets, mouchoirs ou ustensiles qui servent en commun. Aucun cas-type de contagion n'a pu être établi pendant la période de desquamation : l'auteur attribue cet heureux résultat à la valeur prophylactique de la désinfection cutanée pratiquée avec soin. La durée de l'incubation a paru varier de 5 à 7 jours ; comme particularité clinique, il faut relever la fréquence de l'albuminurie, soit initiale, soit tardive, la fréquence aussi des angines pseudo-membraneuses diphtériques ou streptococciques, un cas d'otite moyenne suppurée, un cas de pyélite suppurée. La forme maligne a amené 2 décès, survenus au premier et au deuxième jour de la maladie. A relever les bons effets des injections de sérum physiologique, associées aux émissions sanguines (lavage du sang), dans 2 cas graves où l'urémie était en cause (Dr Joly, médecin-major).

Le 104e régiment d'infanterie, caserné au Mans, avait eu, en 1898, 6 cas de scarlatine dont 1 mortel. L'épidémie s'est développée en 1899, et, de février à mai, on en compte déjà 40 cas avec 4 décès. D'après les faits qu'il a observés, le Dr Tartière pense que la contagiosité de la maladie existe surtout dès le début, et paraît résider principalement dans les produits exhalés de la bouche et du pharynx; c'est ainsi qu'elle se propagerait dans les régiments, malgré l'isolement des malades, dès que le diagnostic est établi; il insiste aussi, avec raison, sur l'importance qu'il y a en temps d'épidémies scarlatineuses, à surveiller les angines, qui sont quelquefois la manifestation unique de la maladie et peuvent être le point de départ de foyers épidémiques.

Si la scarlatine est surtout contagieuse au début, elle reste transmissible jusqu'à la fin de la période de desquamation. Une fillette de la commune de Sarzay, où règne une épidémie de scarlatine, vient avec sa mère chez un sabotier de La Châtre, où la maladie a disparu; elle est en pleine desquamation : la fille du sabotier, qui se trouve en contact avec elle, est prise 2 jours après de scarlatine (Dr Chabenat).

Dans une commune des environs de Saint-Omer, une épidémie est importée par une jeune fille, qui venait de soigner un scarlatineux dans un autre village, et qui partage le lit d'une parente, à qui elle transmet la scarlatine (Dr Mantel, Saint-Omer, Pas-de-Calais). Autre épidémie à Marœuil et dans plusieurs communes voisines, importée par un jeune soldat du 84° de ligne en garnison à Avesnes, venu en permission en pleine incubation de scarlatine.

Il n'y a pas lieu d'insister sur la nécessité bien connue des mesures d'isolement et de désinfection, qui doivent être très sérieusement pratiquées; mais il convient d'insister à nouveau sur la nécessité d'un isolement prolongé des malades, et sur l'obligation de les exclure des écoles et autres établissements publics, pendant un temps que les règlements scolaires fixent à quarante jours, et qui doit quelquefois être plus long encore et s'étendre jusqu'au moment où la desquamation est complètement terminée : les infractions à ces règlements sont malheureusement loin d'être rares.

TUBERCULOSE

Il n'est pas d'usage de comprendre la tuberculose dans les maladies épidémiques, ou du moins on ne l'a pas fait jusqu'à présent. Nous croyons que c'est à tort : par sa nature, par son caractère contagieux aujourd'hui bien démontré, par la possibilité de lui appliquer des mesures prophylactiques; elle mérite d'être rapprochée des maladies épidémiques, et elle ne s'en distingue malheureusement que par sa permanence, par sa généralisation et par l'intensité des ravages qu'elle produit en tous temps et en tous lieux.

Ainsi l'ont pensé quelques-uns des médecins des épidémies qui nous ont envoyé des rapports, et nous n'hésitons pas à proposer de l'inscrire désormais parmi les maladies épidémiques, d'autant plus qu'il serait très intéressant de connaître sa répartition en France, d'être éclairé sur ses chances de propagation ou de curabilité suivant les contrées, et très important, d'autre part, en la rangeant parmi les maladies contagieuses, de contribuer à répandre les moyens de s'en préserver.

Les précautions inspirées par la notion de contagion ont-elles diminué la fréquence de la tuberculose? S'il en est qui le pensent (Dr Ollé), il en est encore plus qui l'espèrent, ou qui ont droit de l'espérer pour l'avenir ; mais en attendant, d'autres croient que la tuberculose progresse d'une façon désolante. « Mes bulletins sanitaires, dit le Dr Boquin, lui donnent le record sur la pneumonie et sur les autres affections contagieuses ». « Le médecin qui observe attentivement la redoutable maladie reconnaît qu'elle ne recule pas, qu'elle ne reste pas même stationnaire, mais qu'elle se développe au contraire lentement et sûrement » (Dr Legros).

Ce qu'il y a de certain, c'est qu'elle fait plus de 150.000 victimes en France par année. Les campagnes sont assurément moins éprouvées que les villes par le fléau : et cependant, quand la maladie y est importée par des personnes qui l'ont contractée à la ville, par des militaires qui l'ont contractée au service militaire, etc., la contagion s'y montre bien fréquente, à cause de l'absence de toute précaution. Dans un intéressant petit travail sur la contagion de la tuberculose à la campagne, le Dr Subercaze, de La Ferté-Alais (Seine-et-Oise), montre bien avec quelle facilité la tuberculose se propage à la campagne, où les habitants s'accumulent souvent dans une seule pièce qui sert à tous les usages, où les crachats sont jetés par terre ou sur le fumier de la cour, où les animaux vivent pêle-mêle avec les gens et se transmettent mutuellement leurs maladies, où les soins de propreté sont rudimentaires, etc.

Que de réformes à faire pour modifier un pareil état de choses ! En attendant qu'elles soient réalisées, que des sanatoriums populaires aient été créés et aient rendu les services qu'on en attend, il y a tout avantage à répandre encore la notion de contagiosité de la tuberculose, et à faire savoir que c'est surtout par les crachats que se fait la contagion; ces simples notions, en inspirant l'emploi de mesures hygiéniques, contribueraient sans doute à diminuer la fréquence de la maladie.

ÉPIDÉMIES DIVERSES

a) *Maladies cholériformes.* — Les chaleurs exceptionnelles de l'été de 1898 ont, comme on pouvait s'y attendre, amené un grand nombre d'affections du tube digestif, causées par des infections alimentaires ou par des infections des eaux. Les diarrhées cholériformes, les dysenteries et le choléra infantile ont sévi, dans presque toute la France, pendant les mois d'août, de septembre et d'octobre, sans qu'on puisse invoquer d'autre cause générale que la chaleur tropicale de cette saison. Dans la commune de Crécy-sur-Serré (1.860 hab.) est survenue une épidémie de diarrhée cholériforme avec quelques cas de dysenterie: sur plusieurs centaines de malades, il y a eu 47 décès dans l'espace de trois mois; dans ce nombre figure un certain nombre de cas de choléra infantile survenus à des enfants élevés au biberon. A l'influence des grandes chaleurs, il faut ajouter, pour cette épidémie, la mauvaise qualité des eaux d'alimentation: ces eaux proviennent de puits, les uns publics, les autres privés, et l'analyse qui a été faite d'un certain nombre d'échantillons a montré que plusieurs d'entre eux contenaient des matières organiques et du bactérium coli en quantité; ces puits, peu profonds, sont facilement pollués par les fosses d'aisances, les éviers et les fumiers (D⟨r⟩ Blanquinque, départ. de l'Aisne).

Dans l'arrondissement de Parthenay (Deux-Sèvres), la diarrhée cholériforme a été fréquente en août et septembre, et n'a pas épargné les enfants en bas âge; à leur sujet, je relève une particularité intéressante : pour les enfants assistés dont l'alimentation est surtout donnée au sein, le nombre des femmes qui s'offrent à allaiter ces enfants étant toujours suffisant, la mortalité du fait des affections de l'appareil digestif diminue de plus en plus ; mais parmi les nourrissons légitimes de la classe peu aisée, dont un très grand nombre est encore élevé au biberon, il y a eu cette année plusieurs décès (Dr Rousseau).

Au rapport du Dr de la Croix (arr. de Lisieux, Calvados) une épidémie sérieuse et meurtrière de diarrhée infantile a frappé, de juillet à septembre, presque tous les enfants en bas âge et surtout ceux élevés au biberon. L'épidémie n'a pas paru avoir d'autre cause, dans cette contrée où fleurit *le petit pot*, que l'altération du lait pendant les chaleurs ; on l'eût évitée par l'emploi du lait stérilisé ou au moins bouilli.

Le Dr Rousseaux (arr. de Vouziers, Ardennes) signale aussi de fréquentes diarrhées cholériformes chez les enfants pendant l'été ; les décès ont été nombreux chez les enfants nourris artificiellement, et non pas chez les enfants nourris au sein. Notre confrère saisit cette occasion pour plaider chaudement la cause de l'allaitement maternel.

De même, le Dr Ollé (arr. de Saint-Gaudens, Haute-Garonne) remarque que le choléra infantile devient de plus en plus fréquent, pendant les grandes chaleurs, à mesure que les mères renoncent à l'allaitement : « Le biberon, dit-il avec raison, est un instrument délétère, il fait plus de victimes qu'une épidémie quelconque ; l'élevage d'un enfant au biberon est très difficile, l'élevage au sein ne présente aucune difficulté ».

On le voit, l'allaitement maternel est recommandé par tous les médecins, comme le véritable moyen prophylactique de la diarrhée cholériforme chez les petits enfants ; à son défaut, le lait stérilisé mérite d'être conseillé. Quant aux troubles intestinaux que la chaleur entraîne à tous les âges, leur prophylaxie se résume dans les plus grandes précautions pour les aliments, qui doivent toujours être frais, et pour les boissons, qui doivent être préservées de toute souillure.

b) *Typhus exanthématique.* — Il n'a pas été signalé de cas de typhus exanthématique en France ; malheureusement cette terrible maladie est à l'état endémique en Algérie, et presque tous nos médecins en signalent des foyers plus ou moins étendus.

Le Dr Dommartin, médecin en chef de l'hôpital militaire de Batna, nous a donné une intéressante relation d'une épidémie de typhus exanthématique qui s'était développée à Sétif : du 20 mars au 3 avril, 8 des malades sont entrés à l'hôpital, et l'épidémie a atteint en outre 7 autres personnes, 4 femmes et 3 enfants ; tous ces cas sont survenus chez des israélites habitant le même quartier, et ils forment trois foyers distincts, éclos presque simultanément, et localisés dans 3 maisons et dans 3 familles. Après une accalmie d'une quinzaine de jours, l'épidémie s'est réveillée, et a présenté une nouvelle poussée plus intense que la précédente. L'enquête a montré, d'une façon constante, l'existence, dans les foyers où s'était développé le typhus, des conditions généralement admises comme susceptibles de favoriser le développement des germes typhiques, à savoir : habitations misérables, malpropres, sordides, et saleté repoussante des habitants, qui étaient couverts de parasites, débilités par une alimentation insuffisante, etc. Sur les 8 cas soignés à l'hôpital pendant la première poussée épidémique, il y a eu 3 décès. Les mesures d'isolement et de désinfection avaient été prises. On ne saurait agir trop énergiquement contre cette maladie, si l'on songe qu'il y a quelques années, le typhus était exclusivement limité à la race arabe et dans les douars, tandis qu'aujourd'hui il s'étend aux grands centres, et atteint la population européenne qui présente actuellement des décès de plus en plus fréquents.

Le médecin des épidémies de Sétif relève 4 cas de typhus à la prison civile, 4 en ville. Quatre de ces malheureux sont morts à l'ambulance des contagieux annexée à l'hôpital militaire. Grâce aux mesures prophylactiques énergiques prises par le service pénitentiaire et par la municipalité, l'épidémie ne s'est pas propagée, mais il faut s'attendre à voir la maladie reparaître sous forme sporadique ou épidémique, car il n'est guère possible de détruire radicalement les germes morbides laissés par les malades atteints de cette grave affection (Dr Aubry, arr. de Sétif, Constantine).

Le typhus exanthématique est endémique dans plusieurs régions de l'arrondissement de Batna, et il existe notamment deux foyers permanents, l'un auprès de Lambèse, l'autre dans la région de Raz-el-Aïoun, et trop souvent il survient des épidémies qui déciment des agglomérations d'indigènes, et dont on n'est averti que par la mortalité excessive qui s'y produit. La malpropreté, l'insouciance, l'encombrement, et par dessus tout, la misère consécutive aux années de mauvaise récolte, facilitent leur développement ; les germes se conservent dans le sol, dans les immondices des habitations arabes, dans les vêtements surtout dont l'entretien est si rudimentaire chez les indigènes, et ils peuvent être transportés dans les milieux urbains, particulièrement dans les établissements pénitentiaires où les indigènes sont reçus. Dès qu'on intervient, qu'on prend des mesures de désinfection et qu'on donne des secours, les foyers épidémiques sont bientôt réduits à un silence au moins momentané (Dr Brunetier, arr. de Batna, Constantine).

Le typhus a fait moins de victimes dans l'arrondissement de Constantine en 1898 que les années précédentes (Dr Piquet). Dans l'arrondissement de Guelma, on a seulement signalé 4 cas de typhus à Soukahras, survenus chez des indigènes dans le même café maure, aucun n'a succombé ; il a suffi de fermer ce café et de le faire désinfecter, pour empêcher la propagation de la maladie.

c) *Paludisme.* — La pénurie de documents sur le paludisme indique-t-elle que réellement il a diminué en France ? On peut l'espérer : autrefois si commun et si grave à Rochefort, il n'existe plus ou peu s'en faut (Dr Legros). Dans un intéressant mémoire lu à l'Académie en 1899, le docteur Roché, de Toucy (Yonne), en a montré la décroissance progressive, dans une partie de la région où il exerce et qui en était autrefois ravagée.

Mais presque toutes nos colonies, malgré les atténuations dues aux progrès de l'hygiène, continuent d'être éprouvées par cette terrible maladie. La fièvre intermittente parfaite, quotidienne, tierce ou quarte, a été fréquente cette année dans toutes les régions à terrains d'alluvion, nous dit le Dr Legrain (arr. de Bougie, Constantine): c'est une affection bénigne, dont on est maître au jour que l'on veut pour une période minima donnée, avec une dose déterminée de quinine; elle ne cause jamais la mort, et n'amène aucune des complications rangées sous le nom de complication du paludisme.

Ces remarques optimistes, au sujet d'une maladie considérée à bon droit jusqu'ici comme des plus redoutables, demanderaient à être appuyées sur des bases solides : le Dr Legrain s'engage à les fournir dans un ouvrage dont il annonce la prochaine publication. En attendant, d'autres confrères algériens continuent à présenter un sombre tableau de la maladie qui est un des fléaux de notre colonie : «L'endémie palustre, dit le Dr Aubry, s'est réveillée pendant les mois d'août, septembre et octobre, avec plus d'intensité que les années précédentes, sans qu'on puisse saisir la cause de cette recrudescence; un grand nombre de fiévreux ont conservé des accès périodiques pendant la plus grande partie de l'hiver et sont tombés dans la cachexie paludéenne avec mégalosplénie, en dépit des traitements les plus rationnels » (arr. de Sétif, Constantine).

d) *Oreillons.* — Les oreillons ne sont signalés dans aucun rapport des médecins des épidémies, sauf par le Dr Hamaide (arr. de Rocroy, Ardennes), qui parle d'une épidémie de parotides qui aurait sévi dans les communes de Hayles et de Fezin en novembre et décembre, et aurait causé 38 cas; je suppose qu'il s'agissait d'une épidémie ourlienne.

Mais les médecins militaires ont relevé plusieurs épidémies de ce genre, et ont fait à leur sujet des remarques intéressantes. Ainsi, le Dr Cassedebat étudie avec soin une épidémie d'oreillons qu'il a observée au 86e de ligne, au Puy, et qui est restée localisée à l'une des deux casernes de la ville : il y en a eu 44 cas dans l'espace de cinq mois. L'épidémie a procédé par petites poussées de 1 à 5 cas, séparées par de longues périodes d'accalmie, qui auraient pu faire croire que la maladie était éteinte, si l'on ne savait que la durée de l'incubation peut varier de 14 à 25 jours. Cette épidémie a été remarquable par sa bénignité, il n'y a eu que 2 cas d'orchites et pas d'autres complications.

9

Il est à remarquer qu'on n'a observé aucun cas de contagion à l'hôpital, où les malades étaient transférés aussitôt le diagnostic établi, soit que les mesures hygiéniques employées aient été efficaces, soit — ce qui me paraît plus probable — que la maladie ne soit guère contagieuse que dans les premiers jours de son évolution.

Dans le 104ᵉ régiment d'infanterie caserné au Mans, le Dʳ Tartière a observé en 1898-99, 28 cas d'oreillons. Il cite l'observation curieuse d'un soldat qui en a eu trois atteintes dans l'espace d'un an. Cet homme, soigné pour la première atteinte au Val-de-Grâce, en était sorti à la fin de mai 1898; il avait fait les grandes manœuvres, était allé en congé chez lui et avait repris son service, quand, le 6 novembre, il présenta une nouvelle atteinte d'oreillons doubles bien marqués, qui étaient terminés à la fin du même mois; le 2 mars 1899, troisième at—teinte qui a mis encore près de vingt jours à guérir. C'est ce malade qui, dans la deuxième atteinte, paraît avoir été le point de départ de l'épidé-mie qui a sévi pendant six mois sur le régiment dont il faisait partie.

Le Dʳ Couraud, médecin-major, relate une épidémie d'oreillons survenue au 57ᵉ régiment d'infanterie à Bordeaux, du 22 février au 20 juin 1899, il en a relevé 80 cas. L'épidémie a d'abord procédé par poussées successives, qui ont permis d'établir la durée de l'incubation : celle-ci a été de 19 à 25 jours (la moyenne générale serait donc trois semaines); la maladie a été relativement bénigne : pourtant il y a eu 17 orchites, mais aucune autre complication n'est signalée. Bien que cette maladie soit souvent légère et qu'elle ne soit que très excep-tionnellement mortelle, on doit la considérer comme grave, en raison des complications si fréquentes qu'elle entraîne, parmi lesquelles l'or-chite et l'ovarite sont particulièrement funestes, en ce sens qu'elles amènent fatalement l'anéantissement fonctionnel de l'organe atteint. Pour ces motifs, il convient d'appliquer à la maladie ourlienne une prophylaxie sévère par l'isolement rigoureux des malades et l'emploi méthodique de mesures de désinfection.

e) *Coqueluche*. — Bien qu'il n'en soit fait mention que dans un petit nombre de rapports, la coqueluche paraît avoir sévi dans beaucoup de départements, et, partout où elle est relevée, elle est signalée comme très répandue, comme cause fréquente de décès et comme entraînant souvent des complications redoutables.

Suivant la remarque très juste du Dʳ Vergely, la coqueluche se propage dans les campagnes beaucoup plus que dans les villes, à cause de l'absence complète de précautions. Quand la coqueluche apparaît dans un village, elle y règne bientôt à l'état épidémique et ne cesse que lorsque tous les enfants lui ont payé leur tribut.

Des épidémies de coqueluche intenses et sévères ont été signalées dans les arrondissements de Dunkerque, de Calais, dans la Côte-d'Or, etc. Et quelques-unes ont été très graves ; ainsi, le Dʳ Hoël en relate une qui, suivant l'habitude, s'est surtout répandue dans les écoles : 216 cas ont été signalés, et on a eu à déplorer 46 décès ; la fermeture des écoles pendant seize jours et la désinfection complète n'ont rien modifié à l'épidémie (arr. de Reims, Marne). — Le Dʳ Boquin relève la coqueluche dans 27 communes de l'arrondissement d'Autun, et évalue à 700 le nombre des cas, avec 22 décès. Il a observé quelques complications intéressantes et peu communes, telles que 1 cas de névrite, 3 cas d'asphyxie par spasme de la glotte, dans lesquels les tractions rhythmées de la langue par le procédé de Laborde et l'emploi du marteau de Mayor lui ont donné de bons résultats, 1 cas d'œdème de la glotte, etc.

Quant aux complications si graves de broncho-pneumonie, de couvulsions, et à l'influence néfaste de la coqueluche sur la tuberculose jusque-là torpide, ce sont des particularités bien connues et que chaque épidémie remet en évidence.

Pour lutter avec quelque avantage contre la propagation de cette maladie et contre les complications qui presque seules en font la gravité, il faudrait répandre parmi les mères la conviction que le séjour prolongé à la chambre et même au lit est le meilleur moyen d'abréger la durée de la maladie et d'éviter la broncho-pneumonie, et non pas, suivant le préjugé populaire et malheureusement quelquefois médical, l'exposition à l'air, le changement d'air à outrance ; il faudrait que l'isolement fût imposé aux coquelucheux jusqu'à cessation complète de la maladie, c'est-à-dire pendant six semaines, deux mois et souvent plus encore. L'isolement et le séjour absolu à la chambre auraient surtout l'avantage d'éviter presque toujours la broncho-pneumonie, qui est la principale cause de décès.

f.) *Fièvre puerpérale.* — Maladie évitable par excellence, depuis l'avènement des mesures antiseptiques dans la pratique des accouchements, la fièvre puerpérale figure à peine dans quelques tableaux statistiques. Il serait satisfaisant de penser que cette maladie, autrefois si répandue et si funeste, a disparu partout devant les progrès de l'hygiène; mais ne serait-ce pas accepter une dangereuse illusion? Ce qui est malheureusement plus vrai, c'est que les déclarations ne sont pas faites, les médecins les font rarement, et les sages-femmes pas du tout. «Je n'ai pas encore vu, dit le Dr Boquin, une seule déclaration faite par une sage-femme pour fièvre puerpérale ou pour ophtalmie des nouveau-nés».

Quatre cas de fièvre puerpérale ont été déclarés dans l'arrondissement d'Arras (Pas-de-Calais), et tous ne le sont pas, à beaucoup près: dans les campagnes, les accouchements sont encore faits sans le moindre souci de la propreté minutieuse et des mesures de prophylaxie auxquelles s'astreignent les praticiens des villes ; si les notions antiseptiques commencent à pénétrer par bribes dans l'esprit des médecins de campagne, elles sont encore à l'état de lettre morte pour la plus grande partie des sages-femmes (Dr Lestocquoy).

Le Dr Coulon signale 2 cas d'infection puerpérale à Château-Meillant dans le mois de décembre, à quelques jours d'intervalle ; il la croit rare depuis la pratique de l'antisepsie ; d'accord, mais elle ne devrait plus exister, surtout à l'état de foyer (arr. de Saint-Amand, Cher).

Ce sont particulièrement les vieilles sages-femmes, qui n'ont pas eu l'éducation antiseptique, à qui arrivent ces accidents. «Dans ma circonscription, dit le Dr Lagrange (arr. de Chalon-sur-Saône. Saône-et-Loire), une d'elles vient d'être suspendue pour quarante jours après 2 cas de fièvre puerpérale terminés par la mort; j'ai bien peur que, après ce temps écoulé, la série noire ne recommence pour elle.»

L'ophtalmie purulente des nouveau-nés n'est guère signalée dans les rapports : il serait bon d'appeler sur elle la plus grande attention des praticiens et des sages-femmes, car il faut la combattre énergiquement par les antiseptiques, après l'accouchement, sous peine de la voir entraîner les conséquences les plus graves et même la cécité.

g) *Erysipèle*. — Il n'est signalé que dans un de nos rapports : le Dr Légée (arr. d'Abbeville, Somme) en a observé une petite épidémie à l'hôpital d'Abbeville, dans le quartier des femmes, où il y a eu 4 cas de cette maladie avec 1 décès, notre confrère fait remarquer qu'il n'y a dans cet hôpital que des chambres d'isolement donnant sur un couloir où s'ouvrent toutes les salles, et il demande avec raison un pavillon d'isolement pour les maladies contagieuses.

h) *Maladies parasitaires ou infectieuses de la peau*. — Ces maladies sont indiquées, dans quelques-uns des rapports, comme ayant donné lieu à des épidémies locales. Ainsi une épidémie de *teigne faveuse* a sévi à l'école des garçons de Soulaines (Dr Lebrun, arr. de Bar-sur-Aube) : pour la première fois il y a deux ans, l'instituteur signalait 2 enfants atteints d'une affection non définie du cuir chevelu ; à la rentrée d'octobre 1898, le nombre des cas s'élevait à 4. Sur la demande du médecin-inspecteur des écoles du canton, le Dr Sabouraud, chef de laboratoire à l'hôpital Saint-Louis, pratiquait l'examen de croûtes et de cheveux prélevés sur la tête des enfants malades et reconnaissait la teigne faveuse, maladie éminemment contagieuse : il prescrivait un traitement sévère d'une durée de six mois, et autorisait les malades à continuer de fréquenter l'école, à la condition qu'ils suivissent scrupuleusement le traitement et qu'ils eussent la tête couverte d'un bonnet spécial pendant les classes. Malheureusement un seul des enfants fut sérieusement soumis à ces prescriptions; aussi le nombre des cas s'éleva-t-il à 7, dont 1 à l'école des filles. En présence de la marche croissante de l'épidémie et de l'émotion légitime de certains parents, le médecin des épidémies décida l'exclusion momentanée de l'école des enfants faveux, qui ne pourront être réadmis qu'après s'être conformés pendant six mois au traitement indiqué et sous la surveillance du médecin inspecteur.

Ailleurs, ce sont des épidémies de *teigne tondante* : une à Feins, arrondissement de Rennes, 18 cas ; l'autre à Goven, arrondissement de Redon, 12 cas. Ces deux épidémies sont éteintes ou en voie d'extinction sous l'influence de l'isolement et du traitement (Dr Delacour, Ille-et-Vilaine).

Dans les écoles de ma circonscription, écrit le Dr Sabathier, on tolère ou on a toléré des enfants atteints d'*impetigo* de la face, affection très contagieuse et qui impose aux instituteurs le devoir de renvoyer ces malades jusqu'à leur guérison complète (arr. de Toulouse, Haute-Garonne).

i) *Psittacose.* — Le Dr Lesueur (arr. de Bernay, Eure) nous a transmis la relation d'une intéressante épidémie de psittacose. Dans une maison composée de 7 personnes, une perruche est envoyée le premier mai ; les 7 habitants tombent malades, 6 du 10 au 21 mai, 1 le 13 juin, et 4 d'entre eux meurent. Cette mortalité est analogue à celle qui a été signalée dans d'autres petites épidémies du même genre. — Voilà encore une maladie, heureusement rare jusqu'à présent, qui devrait être inscrite au nombre des maladies contagieuses soumises à la déclaration, en raison des mesures prophylactiques qu'elle comporte.

j) *Rage.* — La rage est très répandue en Tunisie, et le Dr Loir lui a consacré une partie de son intéressant rapport. Depuis l'inauguration de l'Institut antirabique de Tunis jusqu'au 15 septembre 1898, c'est-à-dire en quatre ans et trois mois, 427 personnes mordues par des chiens enragés ont été traitées, venant soit de Tunisie, soit d'Algérie ; le relevé de ces cas par localité et par année permet de reconnaître les régions où la rage fait le plus de victimes. En 1898, il y a eu une épidémie à Sousse : 41 personnes venant de cette localité ont été traitées à Tunis dans cette seule année. Aux documents statistiques qui viennent d'être mentionnés, notre confrère a joint de précieuses indications relatives à la période d'incubation et aux symptômes de la rage canine,

aux mesures à prendre à l'égard des chiens suspects, aux renseignements qu'il est utile de fournir quand on adresse des personnes
mordues par un chien enragé pour subir le traitement antirabique,
aux règles relatives à l'opportunité de ce traitement. Le Dʳ Loir voudrait voir appliquer en Tunisie l'article de la loi française sur la police
sanitaire, par lequel tout chien soupçonné d'avoir été mordu ou roulé
par un chien enragé doit être sacrifié : lorsqu'on applique la loi, dit-il,
on voit toujours, comme en Allemagne, la maladie disparaître ; en
France, dans les régions où les autorités font appliquer les règlements,
les cas de rage diminuent de nombre, puis, comme à Paris, à mesure
que cette diminution s'accentue, les mesures de police sont moins stric-
tement appliquées, et la rage réapparaît ; c'est ainsi que l'on peut
expliquer ces épidémies qui reviennent périodiquement. L'épidémie de
Sousse est bien instructive à cet égard : il a été traité à Tunis, venant
de Sousse, 3 personnes en 1894, 4 en 1895, 2 en 1896, 16 en 1897
et enfin 41 en 1898. Le 9 février 1898 arrivent à Tunis 11 personnes,
qui ont été mordues à Sousse le 6 février par un chien enragé. Ce chien
a mordu plusieurs autres chiens, qui ont été tués ; mais l'un d'eux,
après être resté en observation pendant trois mois, est rendu à son maître.
Le 31 août, c'est-à-dire sept mois après qu'il avait été mordu, ce
chien mord un enfant de 9 ans, fils de son maître, on le met en observation ; la nuit il casse sa chaîne, et mord dans la journée du 1ᵉʳ septembre 5 personnes dont 4 enfants, enfin on le reconnaît atteint
de rage. Voilà 6 personnes obligées de subir le traitement antirabique
et pour lesquelles une stricte application de la loi française eût été une
sauvegarde efficace.

k) *Syphilis*. — La syphilis n'est pas classée parmi les maladies contagieuses soumises à la déclaration obligatoire : pourrait-elle
y être jointe, cette maladie qui, bien au contraire, reste parmi celles
qu'on dissimule le plus et auxquelles on conserve le nom de maladies
secrètes ? Aussi nos médecins des épidémies n'en font-ils guère mention, sinon pour déclarer qu'elle est une des grandes causes de la
dépopulation de la France, à côté de la tuberculose, de l'alcoolisme et

du malthusianisme. Je relèverai seulement une effroyable petite épidémie de maison qui nous est rapportée par le Dr Reumaux (arr. de
Dunkerque, Nord) et qu'il a observée à Malo-les-Bains. Un marin, qui
avait contracté la vérole en Angleterre, la transmit à sa femme : des
accidents secondaires ne tardèrent pas à se déclarer, et 3 de leurs enfants furent contaminés (chancres à la commissure des lèvres chez 2
de ces enfants), et aussi 2 de leurs petits camarades de jeux, habitant
dans le voisinage. La maladie ne se propagea pas davantage, grâce au
parti que prit le Dr Reumaux de faire admettre d'urgence ces malheureux à l'hôpital de Dunkerque.

Ici s'arrête la série des maladies épidémiques dont j'ai trouvé
l'étude dans les rapports de nos correspondants. Nul doute que la
liste s'allonge, à mesure qu'on connaîtra mieux le caractère infectieux
d'un bon nombre de maladies qui jusqu'ici ne sont pas rangées parmi
les maladies contagieuses et épidémiques. Suivant la remarque du
Dr Boquin, les maladies à pneumocoques sont assurément contagieuses,
et réclament les mêmes mesures prophylactiques que celles qui sont
soumises à la déclaration ; et n'en pourrait-on pas dire autant des autres
maladies microbiennes, des angines, des broncho-pneumonies, des rhu-
matismes aigus, etc., etc.? Il faut du moins que les médecins fassent
entrer la contagiosité possible de ces maladies dans leurs préoccupations, et qu'ils leur appliquent les mesures d'hygiène que commande
la connaissance de leur nature.

TRAVAUX DIVERS

Pour achever la revue des documents qui ont été adressés à la
Commission des épidémies, il me reste à analyser quelques travaux qui
n'ont pas trouvé place jusqu'ici, soit parce qu'ils ne se rapportent pas
aux épidémies de l'année 1898, bien qu'ils soient relatifs à l'épidémiologie, soit parce qu'ils ont un caractère tout spécial et ne rentrent pas
dans le cadre des maladies qui devaient plus particulièrement fixer
notre attention.

I. — *Morbidité et mortalité dans les établissements hospitaliers des colonies françaises pendant l'année 1897*, par le Dr Kermorgant, médecin inspecteur du corps de santé des colonies et pays de protectorat. — Dans ce travail considérable, l'auteur relève, pour 18 de nos colonies (voir le tableau annexé au présent rapport), le nombre de malades français ou indigènes hospitalisés, le chiffre des journées d'hôpital, le nombre de décès, l'indication des maladies épidémiques et celle des maladies endémiques, la morbidité et la mortalité de ces diverses maladies, etc. Il eût voulu donner une statistique complète, mais les renseignements lui ont fait défaut, parce que nos possessions d'outre-mer ne sont pas toutes régies de la même manière ; aussi lui a-t-il été impossible d'obtenir des renseignements exacts sur le plus grand nombre de nos colonies. Malgré ces lacunes signalées par le Dr Kermorgant, son travail peut apporter à la pathologie exotique des renseignements très importants. Je ne saurais cependant en présenter une analyse valable, d'abord parce que ce travail, surtout statistique, comporte difficilement un examen d'ensemble, ensuite parce que, je dois l'avouer, je n'ai pas une compétence suffisante pour l'apprécier ; je dois donc me borner à le signaler à l'attention de ceux qu'intéressent la démographie et la pathologie coloniales, et d'adresser des remerciements à notre distingué confrère pour l'œuvre précieuse dont il a pris l'initiative.

II. — *Notes d'épidémiologie tunisienne*, par le Dr A. Loir, directeur de l'Institut Pasteur de Tunis et du laboratoire bactériologique de l'hôpital civil français de Tunis. — Dans cet important mémoire, auquel sont annexés cinq ou six articles publiés par le *Bulletin de l'hôpital français de Tunis*, l'auteur étudie les différentes épidémies qui ont sévi en Tunisie pendant l'année 1898 ; nous avons déjà analysé tous ces sujets (voir fièvre typhoïde, variole, diphtérie, rage); nous n'avons plus à signaler qu'un intéressant travail sur la *pasteurisation des vins*, recommandée par l'auteur pour obtenir la conservation du vin, et en empêcher l'altération qui est une cause fréquente de maladies de l'estomac.

III. — *Note sur la pathologie spéciale des indigènes algériens*, par le
Dr Legrain, de Bougie (Algérie). — Différentes causes, telles que la
race, le climat, l'hygiène particulière, etc., font qu'il existe une pathologie spéciale de l'indigène algérien. En attendant qu'on en puisse
faire une étude complète, le Dr Legrain appelle l'attention sur quelques
points dont il a fait l'objet de recherches personnelles ; ainsi il étudie
avec soin le foie dyspeptique, l'ergotisme, dont il avait déjà fait
l'étude l'an dernier dans un mémoire récompensé par l'Académie, différentes manifestations de l'arthritisme, obésité, diabète, goutte ; les
ostéopathies, notamment l'ostéoarthropathie hypertrophiante ; il présente des généralités sur les maladies infectieuses, la pathologie des
régions sablonneuses du Sahara, la pathologie cutanée (actynomy-
cose, pied de Madura). A ce travail intéressant, œuvre d'un esprit
curieux et éclairé, est joint un rapport sur les épidémies de l'arrondissement de Bougie, que nous avons déjà analysé.

IV. — *Contribution à l'étude médicale de l'Algérie (Commune mixte de
l'Aurès, dép^t de Constantine). L'assistance médicale chez les Indigènes.
Hôpitaux indigènes*, par le Dr Schwartz, médecin de colonisation de la
commune mixte de l'Aurès, chargé du service de l'hôpital indigène.
En nous faisant connaître l'organisation médicale d'une grande
commune du département de Constantine, où l'on a créé en 1895 un
poste de médecin de colonisation et fondé un hôpital, le Dr Schwartz fait
valoir les immenses services que peut rendre la médecine française
dans des pays arriérés, où l'empirisme le plus grossier et le fanatisme
religieux règnent en maîtres, au grand détriment des malades qui, partout, sont abandonnés sans soins, résignés d'ailleurs, grâce à leur fanatisme. La statistique des entrées à l'hôpital d'Arris montre que la répugnance des indigènes à se faire soigner, par d'autres que leurs coreli-
gionnaires, ne les empêche pas de recourir à une assistance dont ils
reconnaissent les bienfaits. Le Dr Schwartz exprime le désir de voir
étendre ou de voir accroître les avantages de ces fondations nouvelles,
par l'institution d'un médecin de colonisation dans chaque commune,
ce médecin devant faire des tournées régulières dans chaque douar et

pratiquer des vaccinations; et aussi par l'installation d'une infirmerie communale très simple au chef-lieu de chaque commune, et d'une pharmacie communale composée d'après un modèle uniforme ; ces institutions permettraient de lutter avec avantage contre la continuelle extension des praticiens indigènes, et, par les bienfaits que les malheureuses populations d'Algérie en retireraient et qu'elles ne tarderaient pas à reconnaître, d'accroître l'influence française et de poursuivre notre œuvre de civilisation.

V. — a) *Rapport sur les épidémies qui ont sévi en 1897 dans les kirha.* — b) *Considérations sur l'épidémie de choléra qui a sévi en 1893 en Algérie, et du rôle de la quinine dans cette épidémie*, par le Dr Bossion, médecin de colonisation aux Bibans (Constantine).

Le rapport sur les épidémies de 1897 est une simple indication d'une épidémie de typhus, d'un cas de varioloïde et de 3 cas de fièvre typhoïde. Le second travail est un résumé de la thèse inaugurale de l'auteur sur le rôle de la quinine dans l'épidémie de choléra de 1893. Il a employé ce remède dans plus de 300 cas et le croit supérieur aux autres traitements.

VI. — *Histoire et commentaires des maladies épidémiques dans un régiment d'infanterie*, par le Dr Émile Tartière, médecin-major de première classe, médecin de la place de Lyon (antérieurement au Mans). — « Le régiment est une unité collective qui se prête facilement à l'étude de la morbidité épidémiologique, c'est encore un réactif très sensible pour les germes morbides, c'est aussi le milieu le plus favorable pour l'application des mesures prophylactiques que la science peut indiquer. Ce doit être enfin une école d'hygiène, d'où elle se répandra dans le pays ».

Par des recherches laborieuses, l'auteur a entrepris de déterminer, pour un certain nombre de maladies épidémiques (fièvre typhoïde, oreillons, scarlatine. rougeole) s'il y avait une réceptivité individuelle tenant au pays d'origine, à la profession, aux antécédents morbides, à la constitution plus ou moins robuste. Les résultats obtenus ne semblent pas très importants, peut-être même ne valent-ils pas la grande peine qu'ils ont coûtée. Nous avons fait plusieurs emprunts à ce travail, dans l'étude particulière des maladies épidémiques.

VII. — *Comment naissent, se propagent et disparaissent les épidémies dans les villages*, par le Dr Dezautière, médecin des usines du Creuzot, aux mines de la Machine (Nièvre).— Après avoir signalé des enquêtes sur les épidémies dans les grandes villes, l'auteur fait valoir la situation privilégiée dont il jouit à cet égard, étant depuis plus de 20 ans seul médecin d'une agglomération ouvrière de 5.000 habitants, exerçant gratuitement avec toutes les facilités données par une administration libérale.

Comment naissent les épidémies ? Par des rapports quelconques avec un individu contaminé : relations commerciales, — reviviscence de germes latents (conditions prédisposantes : milieux de culture favorables, variantes chimiques présentées par chaque individu suivant son âge, sa constitution, ses maladies antérieures, l'état de sa nutrition) ; — commis-voyageurs ; — médecin quelquefois.

Comment elles se propagent ? Influences climatériques, analogues à celles qui influent sur la pullulation des champignons ; — extension de village à village par les rapports commerciaux, par les voitures publiques, par les mendiants et les chemineaux, — de maison à maison par les cafés, les écoles, les églises, les lavoirs publics, les ruisseaux, les facteurs et porteurs de journaux, les laitières, par les relations entre voisins. L'auteur pense que les poussières ont une importance considérable dans la genèse de la fièvre typhoïde, de la diphtérie, etc., à côté de celle de l'eau potable ; il insiste sur les dangers du cirage des chaussures dans la cuisine, des déjections des malades jetées à la rue ou sur la route, du balayage à sec des maisons et des chemins.

Comment elles disparaissent ? Après avoir atteint la plupart des prédisposés, et par affaiblissement de la virulence (cas frustes ou légers à la fin des épidémies), immunités produites par des atteintes antérieures.

Travail intéressant, pratique, appuyé sur des bases théoriques, qui dénote une solide instruction, avec des exemples bien choisis, écrit enfin avec conviction sans exclure les visées humoristiques.

VIII. — *Contribution à l'étude de la fièvre typhoïde ; quelques enseignements négligés, de nature à éclairer la pathogénie et la thérapeutique de certaines maladies mentales ; des états mentaux post-typhiques, etc.* , par le D^r Al. Pàris, médecin en chef de l'asile d'aliénés de Maréville, près Nancy.

Dans deux petites épidémies que le Dr Pàris a observées à l'asile de Maréville, l'une en 1897, l'autre en 1898, il a fait des remarques intéressantes sur l'influence que la fièvre typhoïde pouvait avoir sur des troubles mentaux antérieurs, et d'autre part sur les accidents mentaux consécutifs à la fièvre typhoïde.

Quelques observations montrent une influence favorable et durable de la fièvre typhoïde sur des mélancolies qui étaient surtout attribuables à des causes débilitantes accidentelles; la guérison survenait assez rapidement dans la convalescence, en même temps que la constitution physique se relevait, comme c'est l'ordinaire à la suite de la maladie. Au contraire, l'influence est presque nulle quand la fièvre typhoïde survient chez des dégénérés héréditaires, ou chez des aliénés dont les troubles mentaux se rattachent à des perturbations de l'évolution physiologique comme l'âge critique ou la ménopause.

Lorsque la fièvre typhoïde atteint des maniaques aigus, elle atténue presque toujours l'aliénation mentale et l'efface souvent complètement pendant la période d'état, mais généralement les troubles reparaissent dès que la maladie infectieuse est terminée. De même chez les épileptiques aliénés, disparition des crises pendant la période d'état de la fièvre typhoïde, retour dès la convalescence. C'est que, dans tous ces cas, le tare héréditaire joue parmi les causes un plus grand rôle que la débilitation de l'organisme et que les troubles de la nutrition qui, au contraire, sont causes puissantes dans l'étiologie des formes dépressives. En somme, la fièvre typhoïde n'aurait une influence heureuse et durable que chez les aliénés dont la maladie mentale aurait surtout été déterminée par des désordres physiques accidentels.

Quant aux troubles mentaux qui se montrent parfois à la suite de la fièvre typhoïde et qui peuvent lui être attribués, ils ne constituent pas de l'aliénation mentale proprement dite, mais un état de débilité mentale, analogue à celui qu'on observe chez certains hémiplégiques, certains syphilitiques, etc., et caractérisé par de l'obnubilation intellectuelle, des amnésies, une diminution de l'activité cérébrale.

L'auteur tire de ces observations un certain nombre d'applications, à la pathogénie et à la thérapeutique de plusieurs espèces de maladies mentales ou d'états mentaux. Ce travail est intéressant et original, en ce qu'il aborde un sujet peu exploré jusqu'à présent.

IX. — *Les manœuvres alpines et la fièvre typhoïde*, par le Dʳ L. Jaubert, médecin-major de 2ᵉ classe. — Le 111ᵉ régiment d'infanterie, déjà éprouvé par une épidémie de fièvre typhoïde en 1893, à la suite des manœuvres alpines, a présenté de nouveau une épidémie en 1895, encore à la suite des manœuvres. Quelques-uns des bataillons, ceux dits « Premiers à marcher », avaient eu à subir des fatigues excessives, et la nourriture laissait à désirer; les hommes avaient perdu en moyenne 2 kil.500 de leur poids, et c'est parmi ceux qui avaient perdu le plus que la fièvre typhoïde a surtout sévi : 24 malades sur 412 hommes et un grand nombre d'embarras gastriques. Dans les trois années suivantes (1896-98), où on a évité tout surmenage, les soldats n'ont perdu en moyenne que 450 à 500 grammes, et le bataillon a eu un état sanitaire excellent, même après les manœuvres : pas une fièvre typhoïde.

Considérant que, dans l'épidémie de 1895, l'origine hydrique et la contagion ont paru peu probables, l'auteur est conduit à attribuer cette épidémie au surmenage et à l'auto-infection provoquée par le surmenage : celui-ci pourrait constituer à lui seul un facteur étiologique suffisant pour produire la fièvre typhoïde.

J'ai déjà discuté ailleurs cette conception, qui est surtout défendue par un certain nombre de médecins militaires, et qui tendrait à enlever à la fièvre typhoïde son caractère de spécificité absolue. Je la crois difficilement admissible : tant qu'on n'aura pas trouvé le bacille d'Eberth chez l'individu sain, ce qui permettrait de supposer que certaines circonstances, comme le surmenage, sont susceptibles d'exalter sa virulence et d'amener la maladie, force sera, ce me semble, d'admettre que ce bacille a chez l'homme une origine exogène, et que cette origine est la seule capable de produire la fièvre typhoïde. Il est possible cependant que d'autres infections microbiennes ou intoxications entraînent des états morbides qui simulent la fièvre typhoïde : mais il ne s'agirait alors que de maladies pseudo-typhoïdes et non de la vraie fièvre typhoïde qui, jusqu'ici, semble être en quelque sorte fonction du bacille d'Eberth. L'épreuve du séro-diagnostic aurait, pour cette distinction, une très grande valeur : il ne paraît pas avoir été pratiqué dans le mémoire en question,

X. — *Application des règlements de l'administration pénitentiaire à la prophylaxie des maladies infectieuses*, par le Dr Lucas, ancien interne à Saint-Lazare.

A l'occasion d'une petite épidémie de fièvre typhoïde qui a sévi en 1897 dans la maison de Saint-Lazare, le Dr Lucas passe en revue les moyens dont cet établissement dispose pour lutter contre les maladies infectieuses, contagieuses ou épidémiques, et, sauf quelques desiderata, il constate que les conditions actuelles sont satisfaisantes (aération, eau, fosses d'aisances; isolement des malades, désinfection, recherches bactériologiques).

Les desiderata qu'il formule et qui semblent devoir être appuyés sont les suivants : création d'un établissement spécial de convalescence, — vaccination obligatoire, comme dans les écoles et dans l'armée, — désinfection des vêtements des filles publiques, comme elle est pratiquée pour les détenus lors de l'arrestation, — désinfection des objets de lingerie ou autres, confectionnés par les détenues et par les vénériennes, avant qu'ils soient livrés au commerce.

XI. — *Étude clinique sur l'épidémie de rougeole ayant sévi dans la garnison de Cholet en 1893-1894*, par le Dʳ J. Marty, médecin-major à l'hôpital militaire de Belfort.

Dans le travail très soigné qu'il a consacré à cette épidémie, le Dʳ Marty a donné une monographie de la rougeole et de quelques-unes de ses complications.

L'épidémie, qui a duré cinq mois, a été relativement bénigne : 78 cas, pas de décès. L'évolution de la maladie et ses symptômes ont été à peu près conformes au type classique. Quelques particularités intéressantes méritent d'être relevées : une forme vésiculeuse donnant lieu, outre l'éruption générale ordinaire, à une sorte d'éruption miliaire partielle, qui occupait la partie antéro-supérieure de la poitrine : — chez 3 malades, des hémoptysies qui, une fois au moins, pouvaient être considérées comme traumatiques, dépendantes de quintes de toux violentes et de congestion pulmonaire ; — des angines diverses en dehors de l'énanthème, — des otites suppurées ; — un cas de récidive à trois semaines d'intervalle ; — des formes frustes, dont 1 cas très probable sans éruption. Il y a surtout à mentionner 2 cas d'érythème infectieux survenus chez des malades atteints, l'un d'otite moyenne suppurée, l'autre d'herpès et de bronchite, et un cas plus intéressant encore de rash prééruptif polymorphe, développé pendant la période d'invasion ; ce rash consistait en une éruption rubéoliforme très pâle, généralisée, discrète sur le corps et les membres, diffuse à la face, qui a duré deux jours, et fut suivie, après un intervalle de deux autres jours, d'une éruption typique de rougeole.

XII. — a) *Contamination d'une eau potable d'alimentation à Bassan (Hérault) par des matières organiques d'origine animale*, par le Dʳ Sicard, médecin en chef de l'Hôtel-Dieu de Béziers, etc.

Une eau potable, jusque-là propre aux usages domestiques, devint tout-à-coup altérée dans sa couleur et dans sa constitution chimique, par suite du lessivage des terrains voisins par les eaux de pluie ; ces eaux de pluie se sont chargées d'une quantité de matières organiques provenant de l'enfouissement d'animaux morts, et elles auraient fait courir à la population de sérieux dangers, sans la vigilance du maire, qui commença par interdire l'usage du puits communal où elles venaient se collecter. Après l'enquête, le puits suspect dut être définitivement interdit, et l'alimentation d'eau fut assurée par d'autres sources.

b) *Relation d'une épidémie attribuée à la fièvre typhoïde et ayant sévi en mars, avril et mai 1899 à Laurens (Hérault)*, par le même (voir fièvre typhoïde).

c) A rappeler encore la très intéressante observation d'*angine diphtérique* à durée anomale publiée par le Dr Sicard et que nous avons analysée plus haut.

XIII. — *Sur une suite d'angines*, par le Dr Georges Martin, médecin-major de 2e classe, au 135e régiment d'infanterie, à Angers.

L'auteur a été frappé du nombre considérable d'angines qui se sont développées pendant trois années consécutives au 6e régiment du génie, à Angers, alors que les autres corps de la même garnison étaient beaucoup moins atteints ; ainsi, sur un effectif de 1.250 hommes environ, il y a eu, de 1896 à 1898, successivement 433, puis 563 et enfin 485 angines par an. Ces angines, surtout fréquentes pendant l'hiver, étaient de nature diverse, surtout herpétiques, d'autres catarrhales (?), d'autres phlegmoneuses, trois seulement diphtériques, sans décès. Comme causes, il y a lieu d'invoquer le coup de froid par les courants d'air qui règnent en permanence dans les corridors de la caserne, et la contagion, qui est rendue probable par la succession fréquente de nombreux cas dans une même compagnie ou à l'infirmerie. A signaler dans le traitement les bons effets des irrigations chaudes dans la gorge.

XIV.— *Rapport sur une prétendue épidémie d'ulcères phagédéniques des pays chauds dans la commune mixte de Dra-el-Mizan (province d'Alger)*, par le Dr Rouget, médecin-major de 2e classe, chef du laboratoire de bactériologie de l'hôpital militaire du Dey, à Alger.

L'existence de nombreux cas d'ulcérations des jambes dans cette commune avait fait craindre la possibilité d'une épidémie d'ulcères phagédéniques des pays chauds, et on prétendait que cette maladie contagieuse avait été importée par les Kabyles employés comme convoyeurs pendant la campagne de Madagascar. Une enquête à laquelle se livra le Dr Rouget, sur les prescriptions du gouvernement, montra que ces craintes n'étaient sans doute pas fondées : la plupart des convoyeurs ne présentaient plus aux jambes que des cicatrices de plaies superficielles aujourd'hui guéries ; quelques indigènes avaient aux jambes des ulcérations rappelant vaguement la forme bénigne de l'ulcère phagédénique, ou tout aussi bien les ulcérations torpides qui se produisent sur des membres atteints de troubles trophiques. En tout cas, il ne s'agit pas d'une affection nouvelle récemment importée, il n'y a aucune tendance à l'extension, et les lésions observées ne paraissent pas contagieuses. Deux ans se sont écoulés depuis l'envoi de ce rapport, et les événements en ont justifié les conclusions.

XV. — *Rapport sur la lèpre dans la presqu'île Malaise*, par le Dr Mougeot, à Saïgon. — Dans cet intéressant mémoire, le Dr Mougeot montre que, d'après les rapports médicaux, la lèpre existe dans toute la péninsule malaise, surtout dans la province de Pérak. Elle est répandue depuis longtemps dans la contrée, soit chez les immigrants, soit chez les indigènes ; le nombre annuel des lépreux traités dans les divers hôpitaux et asiles de la presqu'île est de 700 à 800 environ, et tous ces établissements, sauf un où les Malais sont admis, ne renferment que des étrangers immigrants qui sont presque tous des Chinois. L'auteur fait connaître l'ensemble des règlements appliqués pour l'internement et l'isolement des malades, et les mesures sanitaires prises pour empêcher l'immigration de nouveaux lépreux. Actuellement, la question la plus importante à résoudre par le gouvernement est celle du contrôle et du traitement des Malais eux-mêmes, car jusqu'ici aucune mesure n'a encore été prise pour les indigènes. La principale manière de combattre le fléau étant d'isoler les malades, une commission a été nommée pour chercher les meilleurs moyens d'atteindre ce but: elle a fait choix d'une île pour l'établissement d'un asile destiné aux Malais lépreux, et élaboré un projet de réglementation, qui est remarquable et touchant par les sentiments d'humanité et de sollicitude qu'il témoigne pour les malheureuses victimes du fléau.

Le Dr Mougeot est convaincu que, si les mesures édictées contre la lèpre tant à l'égard des étrangers qu'à l'égard des indigènes sont bien appliquées, il y a lieu d'espérer que la maladie pourra être radicalement éteinte.

XVI. — *Prophylaxie de l'alcoolisme*, par le Dr Rousseaux, à Vouziers (Ardennes). — Dans ce travail, estimable par le but qu'il poursuit, et écrit avec cœur et conviction, l'auteur cherche les moyens de combattre un fléau plus redoutable et plus nuisible que les maladies épidémiques et contagieuses, capable d'ailleurs de se transmettre par la contagion morale. La conclusion suivante donne l'idée du principal moyen recommandé par le Dr Rousseaux : « Pour lutter avantageusement contre les graves accidents qu'entraîne à sa suite l'usage des boissons alcooliques, il convient de donner à la masse des enfants qui fréquentent les écoles des principes sérieux appuyés d'exemples qui laisseront au fond du cœur des traces profondes et durables .»

CONCLUSIONS

PROPOSITIONS DE RÉCOMPENSES

En terminant et comme conclusions de cet exposé, j'ai l'honneur de vous transmettre les vœux exprimés par un grand nombre de nos confrères et que la Commission des épidémies recommande à votre bienveillante sollicitude :

Exiger partout la déclaration des maladies causes de décès, comme elle l'est actuellement dans les villes ; pour cela, il serait sans doute nécessaire d'établir, pour les villages aussi bien que pour les villes, un service de vérification des décès.

Pourvoir chaque département, ou même chaque arrondissement, d'un service de désinfection, suffisant pour répondre aux besoins des diverses localités.

L'eau étant le véhicule ordinaire des germes d'un grand nombre de maladies épidémiques, il faut veiller à sa pureté et la préserver de toute contamination. Chaque commune de France devrait être pourvue de bonne eau potable.

Les réformes précédentes nous paraissent nécessaires. D'autres sont encore présentées par quelques-uns de nos confrères ; je dois les indiquer, et acompagner d'un court commentaire celles dont je n'ai pas encore parlé, tout en déclarant qu'elles exigeraient un examen sérieux avant d'être proposées, et que la Commission en décline la responsabilité jusqu'à plus ample informé :

Inscrire l'alcoolisme sur les feuilles de décès, afin de montrer la part importante qu'il a parmi les causes de mortalité.

Tenir rigoureusement la main à l'exécution des mesures à prendre depuis longtemps prescrites, dans les cas de maladies épidémiques et contagieuses : ces instructions devraient être envoyées en grand nombre aux secrétaires des mairies, qui les distribueraient aux familles atteintes.

Informer toutes les semaines le médecin des épidémies de l'état de la santé publique dans la région. Il faut que ce médecin, qui a la responsabilité de l'état sanitaire de son arrondissement, soit informé de tous les incidents qui l'intéressent, à des intervalles assez rapprochés pour lui permettre d'intervenir, s'il y a lieu, en temps opportun.

Donner au médecin des épidémies le droit de se transporter sur les points où sa présence est jugée utile par lui-même ou par l'autorité administrative.

Donner aux militaires qui, au moment de leur départ en congé, sont atteints ou incomplètement guéris d'une maladie épidémique ou contagieuse, un bulletin de maladie qui devra, dès leur arrivée dans la commune où ils doivent résider, être remis au maire et transmis par son intermédiaire au médecin des épidémies. Il serait plus nécessaire encore de prendre des mesures analogues pour les nombreux malades qui sortent volontairement des hopitaux en pleine activité contagieuse.

Répandre par l'enseignement dans les écoles, par des brochures et par des conférences, les principes de l'hygiène et les moyens de se défendre des maladies contagieuses.

Instituer, dans chaque département, un médecin chef du service sanitaire des épidémies, exclusivement fonctionnaire comme l'est le chef du service sanitaire des épizooties, et n'ayant à compter qu'avec l'administration supérieure. Voici ce qu'écrit M. le préfet du Pas-de-Calais, dans sa lettre d'envoi du dossier des épidémies à M. le ministre de l'intérieur : « Les médecins des épidémies n'ont sur leurs confrères, sur les municipalités et sur les populations qu'une autorité insuffisante ; on les traite comme des gêneurs, et ils seraient exposés à l'impopularité et à la perte de leur clientèle, s'ils insistaient trop sur les mesures prophylactiques qu'ils recommandent et s'ils désignaient d'une façon trop précise à l'administration les causes d'infection à faire disparaître. Il y aurait à coup sûr avantage à remplacer l'organisation actuelle par une autre, comportant, parexemple, des médecins exclusivement fonctionnaires, etc... Mais cette réforme ne pourrait être que la conséquence d'une réforme de la législation sanitaire actuellement inefficace. »

Instituer dans chaque département un agent chargé de vérifier si les instructions du médecin des épidémies ont été observées. « Tant qu'un agent départemental, expérimenté et relevant uniquement du préfet, ne sera pas chargé de vérifier si les instructions du médecin des épidémies ont été scrupuleusement observées, on aura lieu de déplorer la persistance de maladies qu'on aurait pu éviter..... Désinfection (ou autres mesures) sur le papier, telle est, il ne faut pas se le dissimuler, la réalité la plupart du temps, et c'est en vain qu'on répand largement les notices, les avis, les conseils» (Dr Ficatier, de Bar-le-Duc).

Accorder aux médecins des épidémies, pour les enquêtes qu'ils sont chargés de faire, une indemnité de déplacement semblable à celle qui est attribuée aux médecins légistes; et de même, pour les rapports qu'ils fournissent, adopter une taxe analogue à celle qui est accordée aux médecins légistes.

Arrivé au terme de ce rapport, trop long peut-être, je veux remercier encore les laborieux confrères qui m'en ont fourni les matériaux. Je me suis efforcé de reproduire fidèlement les observations qu'ils ont communiquées à la Commission, et d'en dégager l'intérêt tant au point de vue scientifique qu'au point de vue du service des épidémies. Si le présent travail pouvait avoir quelque valeur, c'est à eux qu'en reviendrait le mérite; je n'ai été que leur intermédiaire, et chacun d'eux pourra retrouver dans l'œuvre collective, ce qui lui appartient.

En proposant les récompenses que le gouvernement décerne chaque année pour le service des épidémies, la Commission les trouve bien minces, et elle s'en excuserait, si elle ne savait que les médailles qu'elle décerne ne valent que par le témoignage d'estime qu'elles contiennent. Elle voudrait pouvoir faire davantage ; et comment ne pas renouveler avec insistance le vœu, déjà exprimé plusieurs fois, de voir le gouvernement ouvrir les rangs de la Légion d'honneur à des médecins qui, au lieu de propagande politique et de campagnes électorales, apportent au bien public les efforts de leur science et de leur dévouement, et lui consacrent la meilleure partie de leur existence. Pour quelques-uns d'entre eux, l'Académie a épuisé la série des modestes récompenses dont elle dispose, et si les noms des Mignot, des Chabenat, des Manouvrier, des Sicard, des Blanquinque, ne figurent pas sur la liste des propositions de récompenses, malgré les importants travaux qu'ils ont envoyés cette année comme d'habitude, c'est qu'elle éprouve quelque pudeur à offrir encore à ces distingués confrères des rappels de médailles dont ils doivent être saturés: la récompense serait trop disproportionnée à leur mérite.

PROPOSITIONS DE RÉCOMPENSES (1)

Rappel de médaille d'or.

M. le Dr Pennetier (Georges), à Rouen : *Rapport sur les épidémies de Rouen pendant l'année* 1898.

Médailles de vermeil.

M. le Dr Boquin, à Autun : *Rapport sur les épidémies de l'arrondissement d'Autun pendant l'année* 1898.

M. le Dr Delacour, à Rennes : *Rapport sur les épidémies du département d'Ille-et-Vilaine pendant l'année* 1898.

M. le Dr Ollé (Jules), à Saint-Gaudens : *Rapport sur les épidémies de l'arrondissement de Saint-Gaudens pendant l'année* 1898.

Rappels de médailles de vermeil.

M. le Dr Balestre, à Nice : *Rapport sur les maladies épidémiques du département des Alpes-Maritimes pendant l'année* 1898.

M. le Dr Vergely, professeur à la Faculté de médecine de Bordeaux : *Rapport sur les épidémies du département de la Gironde pendant l'année* 1897.

---

(1) Ces récompenses ont été accordées par arrêté de M. le Président du conseil, ministre de l'intérieur et des cultes, du 15 novembre 1899 et publiées au *Journal officiel de la République française* du 23 décembre.

Médailles d'argent.

M. le Dr Baudin (L.), médecin-directeur du bureau municipal d'hygiène, à Besançon : *Épidémie de diphtérie à Besançon de novembre 1898 à février 1899*.

M. le Dr Hoel, à Reims : *Rapport sur les épidémies de l'arrondissement de Reims pendant l'année 1898*.

M. le Dr Legrain (Em.), à Bougie : *Rapport sur les épidémies de l'arrondissement de Bougie (Constantine) pendant l'année 1898. Note sur la pathologie spéciale des indigènes algériens*.

M. le Dr Legros, à Rochefort : *Rapport sur les épidémies de l'arrondissement de Rochefort pendant l'année 1898*.

M. le Dr Loir (A.), directeur de l'Institut Pasteur de Tunis et du laboratoire bactériologique de l'hôpital civil français de Tunis : *Notes d'épidémiologie tunisienne*.

M. le Dr Mordret (Ambr.), correspondant national de l'Académie de médecine, au Mans : *De la fièvre typhoïde dans le département de la Sarthe*.

Rappels de médailles d'argent.

M. le Dr Cavaillon, à Carpentras : *Rapport sur l'épidémie de fièvre typhoïde de Carpentras en août-octobre 1898*.

M. le Dr Jaubert (Léon), médecin-major de 2e classe au 123e régiment d'infanterie, à Saint-Martin-de-Ré : *Rapport sur deux épidémies de grippe avec contrôle bactériologique*.

M. le Dr Lesueur, à Bernay : *Rapport sur les épidémies de l'arrondissement de Bernay pendant l'année 1898*.

M. le Dr Magnant, à Gondrecourt (Meuse) : *Relation d'une épidémie de diphtérie dans deux habitations isolées (maisons de garde-barrières des chemins de fer de l'Est)*.

M. le Dr Mantel, à Saint-Omer : *Rapport sur les épidémies de l'arrondissement de Saint-Omer pendant l'année* 1898.

M. le Dr Marty, médecin-major de 1re classe à l'hôpital militaire de Belfort : *Rapport sur une épidémie de rougeole qui a sévi dans la garnison de Cholet en* 1893-1894.

M. le Dr Reumaux, à Dunkerque : *Rapport sur les épidémies de l'arrondissement de Dunkerque pendant l'année* 1898.

M. le Dr Rouget (J.), médecin-major de 2e classe, chef du laboratoire de bactériologie de l'hôpital militaire du Dey, à Alger : *Rapport sur une prétendue épidémie d'ulcères phagédéniques des pays chauds dans la commune mixte de Dra-el-Mizan (Alger).*

Médailles de bronze.

M. le Dr Alirol, au Puy : *Rapport sur les épidémies de l'arrondissement du Puy pendant l'année* 1898.

M. le Dr Aubry, à Sétif : *Rapport sur les épidémies de l'arrondissement de Sétif (Constantine) pendant l'année* 1898.

M. le Dr Billet, à Lons-le-Saunier : *Rapport sur les épidémies de l'arrondissement de Lons-le-Saunier pendant l'année* 1898.

M. le Dr Bruncher, à Batna : *Rapport sur les épidémies de l'arrondissement de Batna (Constantine) pendant l'année* 1898.

M. le Dr Courtade, à Outarville (Loiret) : *Sur une épidémie de fièvre typhoïde à Boisseaux et à Erceville ; sur une épidémie de diphtérie qui a sévi à Boisseaux en* 1897.

M. le Dr Crèvecœur, à Calais : *Rapport sur les épidémies de l'arrondissement de Calais pendant l'année* 1898.

M. le Dr Descosse (Paul), médecin-major de 1re classe, médecin-chef de l'hôpital militaire de Sfax (Tunisie) : *De la fièvre typhoïde dans la garnison de Sfax depuis la conquête en* 1881, *jusqu'à* 1898 *inclus.*

M. le Dr Deumier (Eug.), médecin-major de 2e classe au 62e régiment d'infanterie, à Lorient: *Rapport sur une épidémie de rubéole observée à ce régiment*.

M. le Dr Féraud, à Philippeville : *Rapport sur les épidémies de l'arrondissement de Philippeville (Constantine) pendant l'année 1898.*

M. le Dr Ficatier, à Bar-le-Duc : *Rapport sur les épidémies de l'arrondissement de Bar-le-Duc pendant l'année 1898.*

M. le Dr Joly (Pierre-Lucien), médecin-major de 2e classe, médecin-chef de l'hôpital militaire de Teniet-el-Haad (Algérie) : *Relation d'une épidémie de scarlatine observée à Teniet-el-Haad.*

M. le Dr Lagrange, à Chalon-sur-Saône : *Rapport sur les épidémies de l'arrondissement de Chalon-sur-Saône pendant l'année 1898.*

M. le Dr Lestocquoy, à Arras : *Rapport sur les épidémies de l'arrondissement d'Arras pendant l'année 1898.*

M. le Dr Misset, à Dijon : *Rapport sur les épidémies du département de la Côte-d'Or pendant l'année 1898.*

M. le Dr Mougeot, à Saïgon (Cochinchine) : *Rapport sur la lèpre dans la presqu'île malaise.*

M. le Dr Peltier (G.), à Sedan : *Rapport sur les épidémies de l'arrondissement de Sedan pendant l'année 1898.*

M. le Dr Pillet, à Niort : *Rapport sur les épidémies de l'arrondissement de Niort pendant l'année 1898.*

M. le Dr Piquet, à Constantine : *Rapport sur les épidémies de l'arrondissement de Constantine pendant l'année 1898.*

M. le Dr Quenouille, à Sens : *Rapport sur les épidémies de l'arrondissement de Sens pendant l'année 1898.*

M. le Dr Quéré, à Guingamp : *Rapport sur les épidémies de l'arrondissement de Guingamp pendant l'année 1898.*

M. le Dr Schwartz (Léon), médecin de colonisation à Arris (Constantine) : *Contribution à l'étude médicale de l'Algérie, commune mixte de l'Aurès (Constantine) ; assistance médicale chez les indigènes ; hôpitaux indigènes.*

Rappels de médailles de bronze.

M. le Dr Bergasse, médecin-major de 2e classe au 1er régiment de hussards, à Valence : *La fièvre typhoïde dans la garnison de Valence, de 1879 à 1898.*

M. le Dr Dezautière, médecin des usines du Creusot, aux mines de la Machine (Nièvre) : *Comment naissent, se propagent et disparaissent les épidémies dans les villages.*

M. le Dr Gauthier, à Charolles : *Rapport sur les épidémies de l'arrondissement de Charolles pendant l'année 1898.*

M. le Dr Paris (Al.), médecin-chef de l'asile d'aliénés de Maréville (Meurthe-et-Moselle) : *Contribution à l'étude de la fièvre typhoïde ; quelques enseignements de nature à éclairer la pathogénie et la thérapeutique de certaines maladies mentales ; des états mentaux post-typhiques, etc.*

M. le Dr Provendier, médecin-major de 2e classe au 48e régiment d'infanterie à Guingamp : *Quelques considérations sur les conditions climato-hygiéniques de la ville de Chartres.*

M. le Dr Tartière (Émile), médecin-major de 1re classe, médecin de la place de Lyon : *Histoire et commentaires des maladies épidémiques dans un régiment d'infanterie.*

ANNEXE

TABLEAU RÉCAPITULATIF

DES

STATISTIQUES ADMINISTRATIVES ET DES RAPPORTS MÉDICAUX

ADRESSÉS

A LA COMMISSION PERMANENTE DES ÉPIDÉMIES

DÉPARTEMENTS	ARRONDISSEMENTS	STATISTIQUES des MALADIES ÉPIDÉMIQUES déclarées.	RAPPORTS MÉDICAUX	MÉDECINS	OBSERVATIONS
			\	D^{rs}	
	Bourg...........	1	1	Nodet.	
	Belley...........	1	1	Bozonet.	
AIN.............	Gex.............	1	1	Ballivet.	
	Nantua.........	1			
	Trévoux.........	1			
	Laon				
	Château-Thierry ..				Rapport général sur les
AISNE	Saint-Quentin	1	1	Blanquinque.	maladies épidémiques du
	Soissons.........				département.
	Vervins..........				
	Moulins.........	1	1	Reignier.	
ALLIER..........	Gannat..........	1	1	Mignot.	
	Montluçon.......	1	1	Allot.	
	La Palisse........	1	1	Brisson.	
	Digne...........				
	Barcelonnette.....				
ALPES (BASSES-)....	Castellane........	1			
	Forcalquier.......				
	Sisteron				
ALPES (HAUTES-)...					Néant.
	Nice	1	1	Balestre.	Le travail, très remar-
ALPES-MARITIMES...	Grasse...........				quable d'ailleurs, du D^r Ba-
	Puget-Théniers ...				lestre, est surtout consacré
					à la ville de Nice.
	Privas..........				
ARDÈCHE..........	Largentière	1			
	Tournon.........				
	Mézières.........				
	Rethel...........				
ARDENNES........	Rocroy..........	1		Hamaide.	
	Sedan...........		1	Peltier.	
	Vouziers.........		1	Rousseaux.	
ARIÈGE..........					Néant.
	Troyes	1	1	Hervey.	
AUBE............	Arcis-sur-Aube	1			
	Bar-sur-Aube......	1	1	Lebrun.	
	Bar-sur-Seine.....	1			
	Nogent-sur-Seine ..	1	1	Janut.	
	Carcassonne.......	1			
AUDE	Castelnaudary.....	1			
	Limoux	1			
	Narbonne........	1			

DÉPARTEMENTS	ARRONDISSEMENTS	STATISTIQUES des MALADIES ÉPIDÉMIQUES déclarées.	RAPPORTS MÉDICAUX	MÉDECINS	OBSERVATIONS
				D^rs	
AVEYRON	Rodez	1			
	Espalion				
	Millau				
	Saint-Affrique				
	Villefranche				
BOUCHES-DU-RHÔNE					Néant.
CALVADOS	Caen	1			
	Bayeux				
	Falaise		1	P. Turgis.	
	Lisieux		1	de la Croix.	
	Pont-l'Évêque				
	Vire				
CANTAL					Néant.
CHARENTE					Aucune épid. constatée.
CHARENTE-INFÉR^re	La Rochelle	1	1	Brard.	
	Jonzac				En outre, rapports partiels des Drs Brionval, Deruas et Aufrun.
	Marennes		1	Cornet.	
	Rochefort		1	Legros.	
	Saintes		1	Bouyer.	
	Saint-Jean-d'Angély				
CHER	Bourges	1	1	Coulon.	
	Saint-Amand		1	Berthault.	
	Sancerre		1	Vergne.	
CORRÈZE	Tulle				
	Brive				
	Ussel				
CÔTE-D'OR	Dijon	1	1	Misset.	Le rapport du Dr Misset ne concerne que la ville de Dijon et quelques autres communes voisines.
	Beaune	1			
	Châtillon-sur-Seine	1			
	Semur	1			Aucune épid. constatée.
CÔTES-DU-NORD	Saint-Brieuc				1re circonscription : aucune épidémie constatée. 2e circonscription.
	Dinan				
	Guingamp	1	1	Quéré.	
	Lannion		1	Bastiou.	
	Loudéac		1	Robin.	
CREUSE					Néant.
DORDOGNE	Périgueux	1			Un rapport du médecin des épidémies sur une épidémie de scarlatine qui a sévi à Teillot aurait été envoyé à M. le ministre de l'intérieur ; il ne nous a pas été communiqué.
	Bergerac				
	Nontron				
	Ribérac				
	Sarlat				

DÉPARTEMENTS	ARRONDISSEMENTS	STATISTIQUES des MALADIES ÉPIDÉMIQUES déclarées	RAPPORTS MÉDICAUX	MÉDECINS	OBSERVATIONS
				D^{rs}	
	Besançon				Pas de rapport du méde-cin des épidémies. — Mémoi-re du Dr Baudin, médecin directeur du bureau muni-cipal d'hygiène, sur l'épid. de diphtérie qui a sévi à Be-sançon et dans les environs. Aucune épid. constatée.
Doubs............					
	Baume-les-Dames...				
	Montbéliard......	1	1	Tuefferd.	
	Pontarlier.......	1			
	Valence..........				
Drôme	Die..............	1			
	Montélimar				
	Nyons....				
	Évreux..........		1	Régimbart.	
	Les Andelys......		1	Rayer.	
Eure.............	Bernay..........		1	Lesueur.	
	Louviers.........		1		
	Pont-Audemer....		1	Omont.	
	Chartres.........				
Eure-et-Loir	Châteaudun	1			
	Dreux...........				
	Nogent-le-Rotrou...	1			
Finistère........					Néant.
	Nîmes				
Gard	Alais............	1			
	Uzès				
	Le Vigan.........				
	Toulouse.........		1	Graciette.	
Haute-Garonne....	Muret...........				
	Saint-Gaudens.....		1	Ollé.	
	Villefranche.......				
	Auch				
	Condom				
Gers............	Lectoure.........	1	1	Pujos.	
	Lombez..........				
	Mirande.........				
	Bordeaux				
	Bazas				
Gironde	Blaye		1	P. Vergely.	
	La Réole........				
	Lesparre.........				
	Libourne				

DÉPARTEMENTS	ARRONDISSEMENTS	STATISTIQUES des MALADIES ÉPIDÉMIQUES déclarées.	RAPPORTS MÉDICAUX	MÉDECINS	OBSERVATIONS
				Drs	
Hérault.........					Néant.
Ille-et-Vilaine....	Rennes...........				
	Fougères				
	Monfort..........	1	1	Delacour.	
	Redon...........				
	Saint-Malo				
	Vitré...........				
Indre	Châteauroux......				
	Le Blanc.........		1	Dion.	
	La Châtre........		1	Chabenat.	
	Issoudun.........	1			
Indre-et-Loire.....	Tours...........		1	Meunier.	
	Chinon..........	1	1	Mattrais.	
	Loches		1	Boutier.	
Isère					Néant.
Jura...........	Lons-le-Saulnier...	1	1	Billet.	
	Dôle...........				
	Poligny.........				
	Saint-Claude......	1	1	Perrin.	
Landes	Mont-de-Marsan...		1	Daraignez.	
	Dax...........		1	Mora.	
	Saint-Sever		1	Lemée.	
Loire					Néant.
Loir-et-Cher	Blois.	1	1	Guérin.	
	Romorantin......	1	1	Semeu.	
	Vendôme........				
Haute-Loire	Le Puy..........		1	Alirol.	
	Brioude	1	2	Devins.	
	Issingeaux		2	Manissol.	
Loire-Inférieure ..	Nantes				
	Ancenis				
	Châteaubriant	1			
	Paimbœuf........				
	Saint-Nazaire				
Loiret	Orléans..........				
	Gien...........				
	Montargis........				
	Pithiviers.........	1	1	Prudhomme.	Les deux documents reçus concernent l'année 1897.

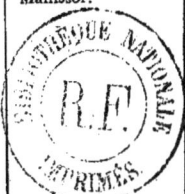

13

DÉPARTEMENTS	ARRONDISSEMENTS	STATISTIQUES des MALADIES ÉPIDÉMIQUES déclarées.	RAPPORTS MÉDICAUX	MÉDECINS	OBSERVATIONS
				Drs	
Lot............	Cahors.......... Figeac.......... Gourdon.........	1			
Lot-et-Garonne...	Agen........... Marmande....... Nérac.......... Villeneuve-sur-Lot.	1			
Lozère.........	Mende.......... Florac.......... Marvéjols........		1 1 1	Joly. Portalier. Jean.	
Maine-et-Loire....	Angers.......... Baugé.......... Cholet.......... Saumur......... Segré..........	1	1 1 1 1	Boell. Bousseau. Peton. Chevallier.	Aucune épidémie constatée à Angers. Ce département a en outre envoyé, mais trop tard pour le rapport général annuel, le dossier concernant les épidémies de 1897.
Manche.........	Saint-Lô........ Avranches........ Cherbourg....... Coutances........ Mortain.......... Valognes........	1	1 1	Lhomond. Lesdos.	
Marne.........	Châlons-sur-Marne.. Épernay......... Sainte-Menehould .. Vitry-le-François ... Reims..........		1 1 1	Evrard. Simon (P.) Ménard. Hoël.	
Haute-Marne.....	Chaumont....... Langres.......... Vassy..........		1 1 1	Mougeot. Michelot. Mathieu.	
Mayenne........	Laval........... Château-Gontier.... Mayenne.........		1 1 1	Gaumé Abafour. Morisset.	
Meurthe-et-Moselle	Nancy.......... Briey.......... Lunéville........ Toul...........	1			

DÉPARTEMENTS	ARRONDISSEMENTS	STATISTIQUES des MALADIES ÉPIDÉMIQUES déclarées.	RAPPORTS MÉDICAUX	MÉDECINS	OBSERVATIONS
				D^{rs}	
Meuse	Bar-le-Duc	1	1	Ficatier.	
	Commercy		1	Boyer.	
	Montmédy		1	Spiral.	
	Verdun		1	Verdun.	
Morbihan	Vannes				
	Lorient				
	Ploërmel	1			
	Pontivy				
Nièvre	Nevers				
	Château-Chinon	1			
	Clamecy				
	Cosne				
Nord	Lille				
	Avesnes				
	Cambrai				
	Dinan				
	Dunkerque		1	Reumaux.	
	Hazebrouck				
	Valenciennes	1	1	Manouvriez.	
Oise	Beauvais				
	Clermont	1			
	Compiègne				
	Senlis				
Orne					Néant.
Pas-de-Calais	Arras	1	1	Lestocquoy.	
	Béthune	1	1	Boutleux.	
	Boulogne	1	1	Guerlain.	
	Calais	1	1	Crevecœur.	
	Montreuil	1	1	Halette.	
	Saint-Omer	1	1	Mantel.	
	Saint-Pol	1			
Puy-de-Dôme	Clermont-Ferrand				
	Ambert				
	Issoire	1			
	Riom				
	Thiers				
Basses-Pyrénées	Pau		1	Ferré.	
	Bayonne		1	Delvaille.	
	Mauléon	1			
	Oloron		1	Cazaux.	
	Orthez				

DÉPARTEMENTS	ARRONDISSEMENTS	STATISTIQUES des MALADIES ÉPIDÉMIQUES déclarées.	RAPPORTS MÉDICAUX	MÉDECINS	OBSERVATIONS
				D^{rs}	
HAUTES-PYRÉNÉES ..	Tarbes............	1	1	Sempé.	
	Argelès...........	1	2	Trelaün et Vergez.	
	Bagnères-de-Bigorre.	1	1	Cazalas.	
PYRÉNÉES-ORIENTALES					Néant.
HAUT-RHIN	Belfort............	1			
RHÔNE					Néant.
SAÔNE-ET-LOIRE ...	Mâcon............		1	Tussau.	
	Autun		1	Boquin.	
	Chalon-sur-Saône ..	1	1	Lagrange.	
	Charolles		1	Gauthier.	
	Louhans		1	Lefebvre.	
HAUTE-SAÔNE	Vesoul		1	Doillon.	
	Gray.............				
	Lure.............		1	Cuche.	
SARTHE...........	Le Mans.........		1	Garnier.	
	La Flèche........				
	Mamers		1	de Paoli et Godard.	
	Saint-Calais				
SAVOIE	Chambéry		1	Liénard.	
	Albertville	1	1	Arnal.	
	Moûtiers.........				
	St-Jean-de-Maurienne				
HAUTE-SAVOIE	Annecy				
	Bonneville	1			
	Saint-Julien				
	Thonon...........				
SEINE-ET-MARNE ...	Melun............				
	Coulommiers......				
	Fontainebleau......	1	1	Foucault.	
	Meaux				
	Provins				
SEINE-ET-OISE					Néant.
SEINE-INFÉRIEURE ...	Rouen		1	Pennetier.	
	Dieppe...........				
	Le Havre........				
	Neufchâtel				
	Yvetot				
DEUX-SÈVRES......	Niort	1	1	Pillet.	
	Bressuire.........	1	1	Lecointre.	
	Melle	1	1	Gaud.	
	Parthenay	1	1	Rousseau.	

DÉPARTEMENTS	ARRONDISSEMENTS	STATISTIQUES des MALADIES ÉPIDÉMIQUES déclarées.	RAPPORTS MÉDICAUX	MÉDECINS	OBSERVATIONS
				D^{rs}	
SOMME	Amiens	1	2	Lenoël.	Aux rapports partiels envoyés par les médecins des épidémies pour chaque arrondissement est joint un rapport général pour tout le département, rédigé par le Dr Moulonguet (d'Amiens.)
	Abbeville	1	1	Légée.	
	Doullens	1	1	Lefebvre.	
	Montdidier	1	1	Lévêque.	
	Péronne	1	1	André.	
TARN	Albi				
	Castres	1			
	Gaillac				
	Lavaur				
TARN-ET-GARONNE					Néant.
VAR					Néant.
VAUCLUSE	Avignon				
	Apt				
	Carpentras		1	Cavaillon.	
	Orange		1	Lemoyne.	
VENDÉE	La Roche-sur-Yon	1			
	Fontenay-le-Comte	1			
	Les Sables-d'Olonne	1			
VIENNE	Poitiers	1			
	Châtellerault		1	Lesquillon.	
	Civray		1	Périvier.	
	Loudun		1	Magé.	
	Montmorillon				Aucune épid. constatée.
HAUTE-VIENNE	Limoges	1			
	Bellac	1			
	Rochechouart	1			
	Saint-Yrieix	1			
VOSGES	Épinal				
	Mirecourt				
	Neufchâteau	1			
	Remiremont				
	Saint-Dié				
YONNE	Auxerre		1	Pillot.	
	Avallon	1			
	Joigny	1	2	Pouillot.	
	Sens	1	1	Quenouille.	
	Tonnerre				Aucune épid. constatée.
CORSE					Néant.

DÉPARTEMENTS	ARRONDISSEMENTS	STATISTIQUES des MALADIES ÉPIDÉMIQUES déclarées.	RAPPORTS MÉDICAUX	MÉDECINS	OBSERVATIONS

Algérie.

—

				D^{rs}	
ALGER					Néant.
	Constantine		1	Piquet.	
	Bône............				
CONSTANTINE......	Bougie		1	Legrain.	
	Batna	1	1	Bruncher.	
	Guelma		1	de Labrousse.	
	Philippeville......		1	Féraud.	
	Sétif		1	Aubry.	
ORAN					Néant.

Colonies Françaises.

RAPPORT GÉNÉRAL DU DOCTEUR KERMORGANT

———

Guyane française.	Côte-d'Ivoire.	Établissements français de l'Inde.
Martinique.	Dahomey.	Cochinchine.
Guadeloupe.	Congo.	Cambodge.
Sénégal.	Madagascar.	Annam-Tonkin.
Soudan.	Réunion.	Nouvelle-Calédonie.
Guinée française.	Mayotte.	Tahiti.

TABLE DES MATIÈRES

MELUN. IMPRIMERIE ADMINISTRATIVE. — M 1078 P

ACADÉMIE DE MÉDECINE

RAPPORT GÉNÉRAL

SUR

LES ÉPIDÉMIES

PENDANT L'ANNÉE 1899

RAPPORT GÉNÉRAL

A M. LE PRÉSIDENT DU CONSEIL, MINISTRE DE L'INTÉRIEUR,

SUR

LES ÉPIDÉMIES

qui ont sévi en France pendant l'année 1899,

FAIT AU NOM

DE LA COMMISSION PERMANENTE DES ÉPIDÉMIES

ET APPROUVÉ PAR L'ACADÉMIE

DANS LES SÉANCES DES 16 OCTOBRE ET 6 NOVEMBRE 1900,

PAR

M. le Dʳ LAVERAN

RAPPORTEUR

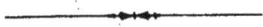

MELUN

IMPRIMERIE ADMINISTRATIVE

1900

RAPPORT GÉNÉRAL

A M. LE PRÉSIDENT DU CONSEIL, MINISTRE DE L'INTÉRIEUR,

SUR

LES ÉPIDÉMIES

qui ont sévi en France pendant l'année 1899,

FAIT AU NOM DE

LA COMMISSION PERMANENTE DES ÉPIDÉMIES ET APPROUVÉ PAR L'ACADÉMIE

DANS LES SÉANCES DES 16 OCTOBRE ET 6 NOVEMBRE 1900,

PAR

M. le Dr LAVERAN, rapporteur.

MONSIEUR LE MINISTRE,

Lorsqu'on relit les rapports sur les épidémies que l'Académie de médecine adresse chaque année au Ministre de l'Intérieur, on est frappé de voir que ces rapports commencent toujours de la même manière : le rapporteur se plaint invariablement de l'insuffisance des documents qui lui ont été remis et il prévient qu'il lui sera impossible de tracer un tableau complet des épidémies qui ont régné en France. A mon grand regret il me faut suivre l'exemple de mes prédécesseurs et constater, une fois de plus, que les documents qui ont été transmis à la Commission des épidémies sont tout à fait insuffisants.

Sur les 86 départements, 19 n'ont fourni aucune statistique, aucun rapport sur les maladies épidémiques

1

observées pendant l'année 1899 ; ce sont les départements des Hautes-Alpes, des Alpes-Maritimes, des Bouches-du-Rhône, de la Corse, de la Creuse, du Finistère, d'Indre-et-Loire, de l'Isère, du Lot, de l'Oise, de l'Orne, des Basses-Pyrénées, du Rhône, de la Haute-Saône, de la Seine, de Seine-et-Oise, de Vaucluse, de la Haute-Vienne, des Vosges.

Les autres départements n'ont fourni pour la plupart que des documents très incomplets.

Les départements du Nord, de la Seine-Inférieure et de la Somme méritent d'être signalés comme ceux dans lesquels le service des épidémies est le mieux organisé.

Beaucoup de médecins des épidémies ont envoyé des rapports intéressants ; l'Académie a reçu en outre un grand nombre de travaux concernant les maladies épidémiques observées soit en France, soit dans nos colonies.

Le plan de ce rapport est indiqué par les titres de chapitre suivants :

I. — Causes du fonctionnement défectueux du service des épidémies ; mesures proposées pour remédier à cet état de choses.

II. — Maladies épidémiques qui ont régné en France en 1899.

III. — Maladies épidémiques observées aux colonies.

IV. — Vœux. Propositions de récompenses.

I

CAUSES DU FONCTIONNEMENT DÉFECTUEUX DU SERVICE DES ÉPIDÉMIES ; MESURES PROPOSÉES POUR REMÉDIER A CET ÉTAT DE CHOSES.

Les citations suivantes, empruntées aux rapports des médecins des épidémies, montrent que ces médecins sont fort mal renseignés et que, malgré toute leur bonne volonté, il leur est souvent impossible de rédiger un rapport sur les maladies épidémiques qui ont sévi dans leurs arrondissements.

Le médecin des épidémies de l'arrondissement de Meaux constate que les documents sur lesquels la statistique des maladies épidémiques doit reposer lui font presque totalement défaut : les déclarations des maladies contagieuses, prescrites par la loi du 30 novembre 1892, ne se font pas et les médecins des épidémies se découragent.

Le tableau des épidémies du département de l'Aude porte dans la colonne *observations* la mention suivante : « Les déclarations ne se font pas ».

Le Dr Cornet, médecin des épidémies pour l'arrondissement de Marennes (Charente-Inférieure), constate que les déclarations ne se font pas.

Même observation pour l'arrondissement de Fontenay-le-Comte (Vendée).

Le médecin des épidémies de l'arrondissement des Sables-d'Olonne (Vendée) écrit : « Le service des épidémies est à installer en entier, il n'existe même pas à l'état d'embryon ».

Dans l'arrondissement de Nogent-sur-Seine, les déclarations des maladies contagieuses se font très irrégulièrement, certaines communes ne fournissent aucun renseignement. (Rapport du Dr Janot.)

Le médecin des épidémies de l'arrondissement de Montluçon écrit : « Il m'est impossible, avec les renseignements très incomplets qui me sont parvenus, d'établir la statistique des maladies épidémiques de l'arrondissement ».

Le médecin des épidémies de l'arrondissement de La Palisse (Allier) prévient qu'il ne peut donner que des chiffres approximatifs ; les déclarations, ajoute-t-il, se font de moins en moins, certains maires mettent obstacle à ces déclarations.

Le Dr Ollivier, de Dinan (Côtes-du-Nord), constate qu'il lui est impossible de remplir d'une manière même approximative les tableaux concernant la statistique des maladies épidémiques, personne ne lui envoyant les renseignements qui seraient nécessaires à cet effet.

Le Dr Corson, de Guingamp (Côtes-du-Nord), envoie deux tableaux en blanc avec la mention suivante : « Les déclarations officielles des maladies contagieuses sont si incomplètes, qu'il est impossible de faire une statistique de ces maladies ».

Le médecin des épidémies de l'arrondissement de Châtellerault (Vienne) se plaint de manquer de renseignements.

Le médecin des épidémies de l'arrondissement de Montreuil-sur-Mer (Pas-de-Calais) écrit : « Les maladies épidémiques sont rarement déclarées par les médecins et, aussi, par les instituteurs, qui craignent d'être accusés de provoquer la fermeture de l'école pour pouvoir se reposer ».

Le Dr Pujod, dans son rapport sur les épidémies du département du Gers, appelle l'attention sur l'insuffisance de notre organisation sanitaire, sur l'absence d'une statistique médicale sérieusement établie.

Sur 25 médecins de l'arrondissement de Lons-le-Saunier (Jura) 12 seulement font des déclarations. (Rapport du médecin des épidémies.)

Le Dr Vergely constate que les déclarations ne se font pas dans le département de la Gironde et il écrit : « Tant que la loi du 30 novembre 1892 n'aura pas une sanction, elle sera lettre morte et l'étude des maladies épidémiques et de leur prophylaxie dans notre pays, dans notre département, ne feront aucun progrès, ne fourniront aucun document sérieux à l'épidémiologie ».

Le Dr Decool écrit : « Le service des épidémies est malheureusement dans l'arrondissement d'Hazebrouck (Nord) à peu près nominal et très rudimentaire ».

Le Dʳ Sockeel de Douai (Nord) écrit : « Les médecins s'abstiennent de plus en plus de faire les déclarations prescrites par la loi, et les municipalités négligent de relever exactement les causes des décès ».

Le Dʳ Boquin, médecin des épidémies de l'arrondissement d'Autun (Saône-et-Loire), constate que 12 médecins, sur les 40 qui exercent dans l'arrondissement, ont envoyé des déclarations ; aucune sage-femme de l'arrondissement d'Autun ni de l'arrondissement voisin n'a signalé un seul cas de fièvre puerpérale.

Les médecins des épidémies du département de la Savoie et de l'arrondissement de Calais (Pas-de-Calais) attirent l'attention sur ce fait que, souvent, les instituteurs et les institutrices ne signalent pas assez rapidement les cas de maladies contagieuses.

Le service des épidémies, écrit le Dʳ Goupil (arrond. de Ploërmel, Morbihan), est très défectueux ; on n'appelle le médecin des épidémies que lorsque les épidémies prennent un caractère évident de gravité ; quand le médecin arrive, l'épidémie a pris d'ordinaire une extension telle, que les mesures prophylactiques sont inefficaces. Le Dʳ Goupil rappelle la comparaison classique des épidémies avec les incendies : pour circonscrire une épidémie, comme pour éteindre un incendie, la première condition est d'être prévenu rapidement et d'agir avant que l'un ou l'autre de ces fléaux ait pris une grande extension. *Principiis obsta* pourrait servir de maxime aux médecins des épidémies comme aux pompiers.

Ces plaintes si générales et si légitimes, dictées par le désir qu'ont les médecins des épidémies de remplir leurs fonctions mieux qu'ils ne peuvent le faire aujourd'hui, montrent que l'organisation du service des épidémies est défectueuse et qu'il est indispensable de la modifier ou du moins de la compléter.

Il résulte des citations faites plus haut qu'un grand nombre de médecins ne déclarent pas les maladies contagieuses comme le prescrit la loi du 30 novembre 1892.

Plusieurs médecins des épidémies expriment cette opinion que la déclaration d'une maladie contagieuse devrait avoir pour conséquence la désinfection méthodique de l'habitation, de la literie et des vêtements du contagieux et que, cette désinfection étant souvent impossible dans les petites villes et les campagnes où il n'existe ni pulvérisateur, ni étuve mobile, la déclaration ne sert à rien. Il est certain que le service de désinfection est insuffisant dans la plupart des départements; je m'associe de grand cœur aux vœux des médecins qui réclament des étuves mobiles et des équipes de désinfecteurs sachant bien leur métier, qui se transporteraient dans les localités où règnent des épidémies, mais de cette organisation encore incomplète du service de la désinfection on ne saurait conclure à l'inutilité de la déclaration des maladies contagieuses.

A défaut d'étuves mobiles et de pulvérisateurs, on peut employer pour la désinfection des procédés plus simples et souvent aussi efficaces; d'autre part, dans la lutte contre les maladies contagieuses, il y a lieu souvent de recourir à d'autres moyens que la désinfection des locaux ou des effets contaminés.

Prenons quelques exemples.

Une épidémie de fièvre typhoïde éclate dans une localité; il est reconnu aujourd'hui que la fièvre typhoïde est souvent d'origine hydrique, il faut donc faire le plus tôt possible une enquête sur l'eau qui sert à la boisson des habitants de cette localité et, en attendant que cette enquête aboutisse, il y a lieu de recommander l'emploi de l'eau bouillie. Comment veut-on que l'autorité prenne les mesures nécessaires si elle n'est pas prévenue de l'existence de l'épidémie ou si elle n'est prévenue que tardivement?

La variole éclate-t-elle dans une agglomération, il faut procéder à des revaccinations.

Des cas de diphtérie se produisent-ils dans une école, il faut isoler les malades et souvent licencier l'école, etc.

L'absence d'un service de désinfection dans une localité n'est donc pas une excuse valable pour le médecin de cette localité qui ne déclare pas les maladies contagieuses.

Dans un des rapports qui ont été adressés à l'Académie il est question d'un médecin qui, dans une commune, a donné des soins à 10 scarlatineux et à 6 ou 8 diphtériques sans faire une seule déclaration et sans faire prendre de mesure prophylactique; eh bien! il faut le dire bien haut, ce médecin n'a pas fait son devoir et il a encouru une lourde responsabilité.

Il est indispensable que les maladies contagieuses soient déclarées, on peut se demander seulement s'il n'y aurait pas lieu de modifier la manière dont se font actuellement les déclarations ou plus exactement la manière dont elles devraient se faire.

Le D⁼ Boquin d'Autun (Saône-et-Loire) demande qu'on supprime le carnet matricule et qu'on donne aux médecins des cartes-lettres ou même simplement des enveloppes ayant la franchise postale, adressées à M. le sous-préfet de l'arrondissement. Sur la carte ou sur une feuille de papier libre le médecin déclarerait le cas contagieux qu'il a observé et il indiquerait les mesures qu'il jugerait utiles, il signerait et enverrait la déclaration à la sous-préfecture dont dépendrait la commune.

Plusieurs médecins demandent que les déclarations des maladies contagieuses soient faites par la famille des malades et non par le médecin. Cette opinion a été défendue déjà dans plusieurs des rapports sur les épidémies qui ont précédé celui-ci, je crois inutile de reproduire les arguments qui ont été très bien développés par mes prédécesseurs.

En dehors des déclarations des maladies contagieuses il y a pour les médecins des épidémies une source importante de renseignements, c'est l'inscription dans les mairies du nombre des décès et de leurs causes. Les chiffres des décès par fièvre typhoïde ou par diphtérie dans une commune fournissent évidemment une donnée des plus importantes sur la fréquence de ces maladies.

Il serait indispensable que l'inscription des causes de décès se fît régulièrement dans toutes les mairies, et que les médecins des épidémies eussent à leur disposition le relevé des décès et de leurs causes dans toutes les communes. L'inscription des causes de décès, qui se fait bien, en général, dans les grandes villes, est très irrégulière dans les petites villes et surtout dans les campagnes; il y aurait lieu, je crois, de demander à MM. les maires de faire inscrire toujours les causes de décès et de communiquer le relevé des décès et de leurs causes aux médecins des épidémies.

La création de médecins cantonaux des épidémies est demandée dans plusieurs des rapports adressés à l'Académie. Les médecins des épidémies des arrondissements ne recevant pas de renseignements suffisants ont pensé que s'il y avait des médecins cantonaux des épidémies, ces confrères s'occuperaient à réunir les renseignements nécessaires aux médecins d'arrondissement pour dresser leurs statistiques et rédiger leurs rapports; mais il est à craindre que la création de médecins cantonaux, si elle n'est pas accompagnée d'autres mesures, n'entraîne de grandes déceptions. Le médecin cantonal des épidémies ne recevra pas plus de renseignements que le médecin d'arrondissement et se plaindra à son tour.

Pour que le service cantonal des épidémies donne des résultats, pour qu'il ne soit pas un rouage inutile, il faut qu'on prenne les mesures nécessaires pour fournir au médecin les renseignements dont il a besoin ; il faut notamment, comme le demande M. le Dr Boquin, d'Autun, que dans toutes les communes on exige un certificat médical pour enregistrer les décès et que des bulletins sanitaires mensuels ou trimestriels pour les petites communes, indiquant le chiffre des décès et leurs causes, soient envoyés au médecin des épidémies. Le Dr Boquin a organisé à ses frais dans tout l'arrondissement d'Autun ce service de renseignements au moyen de bulletins statistiques qui étaient envoyés dans toutes les communes; beaucoup de maires ont fourni les renseignements demandés, d'autres ont refusé de les fournir.

Je n'ai pas la prétention de tracer un programme complet des réformes à faire dans le service des épidémies ; je me suis borné jusqu'ici à enregistrer les plaintes des médecins des épidémies et quelques-uns des vœux qu'ils ont formulés dans leurs rapports ; en terminant ce chapitre, je demande seulement à signaler une amélioration qui me paraît urgente et qu'il serait facile de réaliser.

Lorsqu'on compulse les dossiers envoyés à l'Académie pour l'étude des épidémies on est frappé immédiatement du manque d'homogénéité des documents qu'ils contiennent.

Certains départements n'envoient que des tableaux des maladies épidémiques, et la statistique est établie tantôt pour le département tout entier, tantôt par arrondissements; d'autres n'envoient que des rapports des médecins des épidémies, sans tableaux statistiques; d'autres enfin envoient des rapports et des statistiques.

Les tableaux statistiques sont presque toujours d'un modèle différent, ici la répartition des maladies est indiquée pour les hommes, les femmes et les enfants, là, au contraire, cette répartition n'est pas faite. Dans certains tableaux on indique seulement le nombre des malades et non celui des décès, dans d'autres par contre on ne trouve que le chiffre des décès. Tel département envoie pour chacun de ses arrondissements un tableau statistique d'un modèle différent.

Dans certains dossiers, on ne trouve que les rapports qui sont adressés par les médecins des épidémies lorsqu'ils sont appelés à visiter une localité dans laquelle une épidémie s'est déclarée. dans d'autres, ces rapports font défaut.

La nature des maladies qui figurent dans les tableaux statistiques est variable, beaucoup de médecins se figurent qu'ils ne doivent parler que des maladies contagieuses dont la déclaration est obligatoire, d'autres font figurer sur leurs listes : la grippe, les oreillons, la coqueluche, etc... Il me paraît évident que toutes les maladies qui ont un caractère épidémique doivent trouver place dans les rapports et dans les statistiques des médecins des épidémies.

Les dénominations adoptées sont souvent différentes, ce qui rend le travail du rapporteur très difficile; la diarrhée infantile figure souvent, par exemple, comme diarrhée cholériforme, confondue avec les cas de diarrhée cholériforme de l'adulte, bien qu'il s'agisse de deux maladies bien distinctes.

Il importerait beaucoup de mettre un peu d'ordre dans tous ces dossiers et d'indiquer un modèle uniforme pour les statistiques des maladies épidémiques, ou mieux, d'envoyer dans les départements des imprimés que les médecins des épidémies n'auraient qu'à remplir, c'est ainsi qu'on procède pour la statistique médicale de l'armée; il y aurait lieu aussi de rappeler aux médecins des épidémies qu'ils doivent

2

signaler toutes les maladies qui prennent ou qui sont susceptibles de prendre le caractère épidémique et non pas seulement celles qui figurent sur la liste des maladies contagieuses dont la déclaration est obligatoire.

II

Maladies épidémiques qui ont régné en France pendant l'année 1899.

D'après les renseignements, très incomplets il est vrai, dont nous disposons il semble que l'état sanitaire a été satisfaisant en 1899 dans la plupart des départements. Les maladies épidémiques signalées sont, comme d'ordinaire : la fièvre typhoïde, les fièvres éruptives, la coqueluche, les oreillons, la diphtérie. la dysenterie ; la grippe a régné dans un certain nombre de départements, mais elle n'a pas présenté en général de gravité.

1º *Fièvre typhoïde.* -- L'endémie typhoïdique a présenté à Paris une forte recrudescence en 1899, il y a eu 4.329 cas et 802 décès par cette cause, au lieu de 1.288 cas et 256 décès notés en 1898 (Le Roy des Barres, *Étude sur la fièvre typhoïde à Paris* en 1899).

Parmi les arrondissements les plus éprouvés par la fièvre typhoïde il faut citer : Toulon (129 décès), Le Havre (460 cas et 118 décès), Rouen (72 décès), Valence (296 cas et 107 décès), Nantes (214 cas et 61 décès), Reims (280 cas et 54 décès), Toulouse (64 décès), Rennes (54 décès), Saint-Malo (360 cas et 45 décès), Lorient (286 cas et 44 décès), Pontivy (113 cas et 29 décès), Amiens (262 cas et 46 décès), Saint-Maixent (340 cas et 27 décès), La Rochelle (97 cas et 27 décès), Béziers (75 cas et 34 décès), Lille (86 cas et 32 décès), Béthune (229 cas et 23 décès), La-Roche-sur-Yon (59 cas et 30 décès), Nantua (85 cas et 12 décès). Dans le département de Meurthe-et-Moselle il y a eu 856 cas de fièvre typhoïde et 125 décès par cette cause, dans le département de la Gironde 120 décès. La répartition par arrondissements n'est pas indiquée pour ces départements.

D'après ces chiffres on pourrait croire que la fièvre typhoïde s'est montrée particulièrement grave en 1899, mais il faut tenir grand compte de ce fait que le nombre des décès est assez exactement connu, surtout dans les grandes villes, tandis que les chiffres indiqués pour les malades sont presque tous inexacts, beaucoup de cas de fièvre typhoïde n'ayant pas été déclarés ; les chiffres de 27 décès sur 97 cas (La Rochelle), de 34 décès sur 75 (Béziers), de 32 sur 86 (Lille), de 30 sur 59 (La Roche-sur-Yon), ne représentent certainement pas la mortalité vraie de la fièvre typhoïde dans ces localités.

La cause la plus commune de la fièvre typhoïde a été comme toujours la mauvaise qualité de l'eau servant à la boisson ; la pollution des sources, des cours d'eau, des puits, est invoquée sans cesse dans les rapports des médecins des épidémies pour expliquer le développement des épidémies de fièvre typhoïde, et, dans un grand nombre de cas, cette étiologie ne semble pas douteuse en effet. En parcourant le tableau des maladies épidémiques qui se trouve à la fin de ce chapitre, on constatera que la mention « origine hydrique » existe très souvent à côté des chiffres indiquant le nombre de cas de fièvre typhoïde observés dans les différents arrondissements.

Il ne paraît pas douteux que la recrudescence de l'endémie typhoïdique qui a été constatée à Paris en 1899 doive être attribuée à une pollution passagère d'une des sources de l'eau de la Vanne.

Le D^r Le Roy des Barres a étudié la mortalité par fièvre typhoïde à Paris, dans les différents arrondissements, et il a constaté que cette mortalité variait beaucoup avec la nature de l'eau de source qui était distribuée ; il a dressé le tableau suivant qui est fort intéressant :

Proportion des décès par 100.000 habitants suivant l'eau distribuée.

Dhuis	19,05
Avre prédominante et Dhuis	19,83
Avre	22,66
Vanne, Dhuis et Avre	25,03
Avre prédominante et Vanne	29,48
Vanne prédominante et Avre	34,47
Vanne prédominante et Dhuis	35,41
Vanne	39,40

Ces chiffres semblent bien démontrer que l'eau de la Vanne a été la cause de la recrudescence de la fièvre typhoïde à Paris ; M. le Dr Thoinot était déjà arrivé à la même conclusion (1) ; l'existence à Sens (Yonne) d'une épidémie de fièvre typhoïde concomitante de l'épidémie parisienne ne paraît laisser aucun doute sur la pollution passagère d'une des sources de l'eau de Vanne.

La ville de Sens est alimentée, depuis 1882, avec de l'eau provenant de l'aqueduc qui a été construit pour l'amenée à Paris de l'eau de la Vanne, la pollution de cette eau, au niveau des sources, doit donc avoir pour effet de provoquer l'apparition d'épidémies de fièvre typhoïde, simultanément à Sens et à Paris ; c'est ce qui est arrivé en 1894 et en 1899.

D'après le rapport du Dr Quenouille il y a eu à Sens, en 1899, 76 cas de fièvre typhoïde et 11 décès par cette cause. Il était nécessaire de rechercher si des cas de fièvre typhoïde n'avaient pas été observés aux points de captage des sources ; le Dr Quenouille a fait à ce sujet une enquête d'où il résulte que, en 1899, un petit foyer de fièvre typhoïde a été noté à la source du Miroir, les deux jeunes filles atteintes de fièvre typhoïde demeuraient à la source même ; un deuxième foyer de fièvre typhoïde a été noté à Villechétive, les infiltrations venant de ce point ont pu souiller la source de Cochepies, captée depuis quelques années.

Le Dr Quenouille note encore, dans son excellent rapport sur l'épidémie de fièvre typhoïde de Sens, que la canalisation des eaux provenant des sources de la Vanne est défectueuse et que, après les orages, l'eau se trouble, ce qui prouve que la filtration des eaux par le sol se fait mal ou que les drains communiquent avec des eaux superficielles.

Le Dr Quiol attribue la fréquence de la fièvre typhoïde à Toulon et dans les villages voisins à la mauvaise qualité des eaux de boisson, les canalisations sont défectueuses, l'eau de puits en usage dans les

---

(1) *Annales d'hygiène publique et de médecine légale*, août 1899.

campagnes est souillée par les infiltrations des purins, et les matières fécales sont jetées sur les fumiers ou sur la voie publique.

D'après le Dʳ André la fréquence de la fièvre typhoïde, en 1899, dans l'arrondissement de Toulouse s'explique par la grande sécheresse de l'été et par l'abaissement de la nappe d'eau souterraine ; la pénurie d'eau était si grande que, dans certaines communes, les habitants n'avaient pour la boisson qu'une eau bourbeuse réservée d'ordinaire au bétail.

A Nantes, la mauvaise qualité de l'eau de boisson explique facilement la persistance d'une grave endémie typhoïdique ; il est bien regrettable de constater que de grandes et belles villes comme Nantes ne font rien pour leur assainissement.

D'après le rapport du Dʳ Bodin, l'épidémie de fièvre typhoïde de l'arrondissement de Saint-Malo (Ille-et-Vilaine) s'explique, d'une part, par la mauvaise qualité de l'eau de boisson dans beaucoup de localités, et, d'autre part, par la contagion.

A Rennes, il existe des eaux d'alimentation de bonne qualité, mais la population fait trop souvent usage d'eau de puits souillée par les infiltrations des fosses d'aisances : le cidre est souvent coupé au moment de la consommation avec ces eaux de mauvaise qualité.

A La Rochelle, l'épidémie de fièvre typhoïde est attribuée à la pollution de l'eau de boisson à la suite d'une période de grande sécheresse.

L'épidémie de Reims paraît avoir été également d'origine hydrique ; la ville de Reims est alimentée par la nappe d'eau souterraine comprise dans le terrain calcaire, cette nappe d'eau a été souillée passagèrement à la suite de divers remuements de terrains.

Pour l'épidémie d'Amiens, le Dʳ Moulonguet invoque l'origine hydrique et la contagion ; le service des eaux à Amiens laisse, paraît-il, beaucoup à désirer, surtout pendant les mois d'été.

A Saint-Maixent, où la population civile et la garnison ont été si éprouvées par la fièvre typhoïde, l'origine hydrique n'est pas douteuse pour le médecin de l'arrondissement ; l'analyse bactériologique a démontré que les eaux de la ville étaient fortement souillées.

A Épernay (130 cas de fièvre typhoïde et 15 décès), le Dr Évrard constate qu'un grand nombre de personnes boivent de l'eau de puits forés dans des terrains souillés par les infiltrations des fosses d'aisances; de l'eau de bonne qualité est fournie cependant par la Compagnie concessionnaire, qui puise cette eau à une grande profondeur.

La petite épidémie de Chemillé (arrond. de Cholet, Maine-et-Loire), qui a donné lieu à 130 cas et à 15 décès, est un type d'épidémie de fièvre typhoïde d'origine hydrique. A Saint-Pierre-de-Chemillé, au mois de mai 1899, un vingtième de la population a été atteint tout à coup de la fièvre typhoïde; ce début brusque de l'épidémie, le grand nombre des cas, attestaient déjà l'origine hydrique de la maladie, l'enquête, poursuivie avec soin par MM. Mosny et Bordas (1), n'a laissé aucun doute à cet égard. L'eau d'une des fontaines servant à l'alimentation communiquait avec un lavoir et ce lavoir lui-même recevait les infiltrations d'une fosse d'aisances; dans la maison à laquelle appartenait cette fosse avait été soigné récemment un jeune homme qui avait contracté la fièvre typhoïde dans une autre localité.

Il m'est impossible de rapporter ici toutes les épidémies de fièvre typhoïde d'origine hydrique qui sont signalées par les médecins des épidémies, je devrai faire un choix et me borner à une brève énumération.

Aux Andelys, les riverains du Gambon qui boivent de l'eau souillée de cette rivière sont fortement éprouvés par la fièvre typhoïde; à 6 ou 7 mètres de profondeur il existe une nappe d'eau très pure, il serait donc facile, comme le demande M. le Dr Rayer, de creuser des puits.

Dans une commune de l'arrondissement des Andelys où règne la fièvre typhoïde, les habitants boivent l'eau d'une mare qui est alimentée par les eaux de pluie, or, ces eaux n'arrivent à la mare qu'après avoir lavé les fumiers sur lesquels on jette les matières fécales; il n'y a pas de fosses d'aisances. (Dr Rayer.)

---

(1) *Annales d'hygiène et de médecine légale*, 1900.

Plusieurs épidémies qui ont régné de juin à octobre dans quelques communes de l'arrondissement de Meaux s'expliquent par l'usage, pour la boisson, de l'eau du canal de l'Ourcq.

Épidémie de Saint-Cast et de villages voisins (arrond. de Dinan), origine hydrique; dans un de ces villages, il n'y a qu'une fontaine pour alimenter hommes et bêtes et les abords de la fontaine sont souillés de déjections. (Rapport du Dr Ollivier.)

Épidémie de Trifouilleras (arrond. de Brive). Sur 59 habitants, il y a 24 typhoïdiques et 4 décès; les puits sont souillés par les purins et les matières fécales qui sont jetées sur les fumiers (Rapport du Dr Blusson).

Épidémie de Laperche (canton de Juillac, Corrèze.) Sur 200 habitants, 80 sont atteints de fièvre typhoïde, 4 succombent. L'analyse bactériologique montre la présence du bacille d'Eberth dans l'eau des puits de Laperche. (Rapport du Dr Blusson.)

Épidémies de Quintigny et de Villevieux (arrond. de Lons-le-Saunier), d'origine hydrique. Eau de puits souillée par les infiltrations des fumiers sur lesquels on jette les matières fécales des individus malades. (Rapport du Dr Billet.)

Arrondissement de La Roche-sur-Yon, plusieurs petites épidémies de fièvre typhoïde, puits mal installés, eau souillée par les purins.

Épidémie de Lencloître (arrond. de Châtellerault, Vienne), origine hydrique.

Épidémie de Souilly (84 cas et 8 décès sur 630 habitants), origine hydrique, eau souillée par les purins, la présence du bacille d'Eberth a été constatée dans l'eau de certains puits.

Petites épidémies du département des Hautes-Pyrénées, de Lourdes notamment, origine hydrique; eaux de boisson circulant dans des rigoles non couvertes, souvent souillées. (Dr Cazalas.)

Épidémie de Domerat (arrond. de Montluçon), puits public souillé par les infiltrations d'une fosse d'aisances.

Plusieurs petites épidémies de l'arrondissement de Blois d'origine hydrique, eau d'alimentation souillée par des fosses de purin. (Rapport du Dr Guérin.)

Épidémie de Lucey (Savoie), mauvaise qualité de l'eau.

Petite épidémie dans l'arrondissement de Blaye d'origine hydrique; la présence du bacille d'Eberth a été constatée dans l'eau d'un puits (Dr Coriveaud.)

Le Dr Petit signale dans l'arrondissement de Libourne (Gironde) plusieurs épidémies de fièvre typhoïde d'origine hydrique et le Dr Vergely une épidémie à Pessac (au voisinage de Bordeaux) de même origine.

Lorsqu'on a lu toutes ces relations d'épidémies de fièvre typhoïde d'origine hydrique, une conclusion s'impose, c'est que les eaux d'alimentation des villes et des villages ne sont pas suffisamment protégées en France. Une loi est nécessaire pour protéger les sources, les cours d'eau, pour empêcher la pollution des puits, des fontaines, par les infiltrations des fosses d'aisances, des purins; il est à désirer que cette loi soit votée promptement et appliquée avec sévérité.

En attendant cette loi protectrice et ses heureux effets, il serait nécessaire, chaque fois que des cas de fièvre typhoïde se produisent en nombre anormal dans une localité, d'avertir les habitants et de leur conseiller de faire bouillir l'eau de boisson. Trop souvent les municipalités s'efforcent de cacher les cas de fièvre typhoïde, dans le but de ne pas effrayer les populations.

Parmi les causes de dissémination de la fièvre typhoïde il faut citer, après la pollution de l'eau de boisson, la contagion proprement dite. C'est un fait bien connu que la contagion de la fièvre typhoïde, rare et d'une observation difficile dans les grandes villes, est fréquente dans les petites villes et les campagnes: on trouve, en effet, dans les rapports des médecins des épidémies, beaucoup de faits qui témoignent du rôle important joué par la contagion dans les épidémies de fièvre typhoïde qui se sont produites en 1899 dans de petites agglomérations.

Le Dr Mathieu a observé à Saint-Dizier, à Bieuville, à Charmes-la-Grande (arrond. de Vassy, Haute-Marne), de petites épidémies pendant lesquelles la contagion de la fièvre typhoïde a été souvent manifeste. A Charmes-la-Grande, un jeune homme rentre dans sa famille et fait une fièvre typhoïde grave; deux jeunes filles, qui visitent souvent le malade, sont bientôt atteintes et l'une d'elles meurt; l'oncle de cette dernière contracte la maladie en soignant sa nièce, la domestique de cet homme, frappée à son tour, rentre dans sa famille et communique la fièvre typhoïde à sa sœur, à sa mère et à d'autres parents.

Dans le village de l'Allier (arrond. de Saint-Étienne), la fièvre typhoïde est importée par un habitant qui a été visiter, dans un village voisin, des parentes atteintes de fièvre typhoïde, la maladie se répand ensuite par contagion directe parmi les personnes qui soignent ou qui visitent le malade. (Rapport du Dr Fleury.)

Pendant les épidémies de fièvre typhoïde d'Orzilhac, de Malrevers, de Fay-le-Froid (Haute-Loire), les faits de contagion ont été nombreux; il s'agissait de familles pauvres, vivant dans une promiscuité déplorable.

Pendant l'épidémie de Saint-Maixent, les communes voisines de cette ville ont été contaminées par des malades qui avaient contracté la fièvre typhoïde à Saint-Maixent et qui la communiquaient dans leur entourage.

Le même fait est signalé par le Dr André pour les communes voisines de Toulouse pendant l'épidémie de fièvre typhoïde qui a régné dans cette ville.

Le Dr Lestocquoy cite de nombreux exemples de contagion de la fièvre typhoïde dans plusieurs communes de l'arrondissement d'Arras.

L'épidémie de fièvre typhoïde du Creusot a été importée à Tintry par une personne qui avait été au Creusot visiter des typhoïdiques, et elle s'est propagée à Tintry par contagion. (Rapport du Dr Boquin.)

Ces exemples, qu'il serait facile de multiplier, montrent bien que lorsqu'un cas de fièvre typhoïde se déclare dans une localité, il est nécessaire d'isoler le malade, de désinfecter avec soin ses effets, son linge et, lorsqu'il est entré en convalescence, la literie et le local dans lequel il a été soigné ; la désinfection des matières fécales, qui, pendant tout le cours de la maladie, renferment en grande quantité les microbes de la fièvre typhoïde, présente une importance toute particulière ;

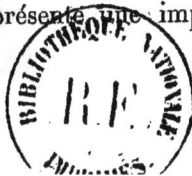

3

trop souvent dans les campagnes ces matières sont jetées dans les cours d'eau ou sur les fumiers; le médecin doit indiquer toujours avec soin les mesures à prendre pour désinfecter les matières fécales; le linge souillé par les matières des typhoïdiques ne doit pas être lavé au lavoir commun.

Dans les épidémies de Fontainebleau, de la Croix-de-Guizey et de Saint-Étienne, le lait paraît avoir joué un rôle dans la propagation de la fièvre typhoïde.

Épidémie de Fontainebleau, 43 cas, 17 décès. L'enquête, faite avec beaucoup de soin par M. le Dr Foucault, a démontré que les personnes atteintes buvaient de l'eau de très bonne qualité, mais que la plupart d'entre elles se fournissaient de lait dans une laiterie mal installée et infectée ; un enfant avait été atteint de fièvre typhoïde dans cette laiterie ; il est probable que l'eau du puits de la laiterie a été souillée et que l'eau a souillé le lait.

Épidémie de la Croix-de-Guizey (commune de Planfoy, arrond. de Saint-Étienne) 10 cas, 2 décès, et de Saint-Étienne, 15 cas, 4 décès. Il résulte de l'enquête très bien conduite par M. le Dr Fleury que les personnes atteintes de fièvre typhoïde à Saint-Étienne buvaient toutes du lait provenant de la Croix-de-Guizey, alors que la fièvre typhoïde régnait dans ce hameau. Des renseignements recueillis dans les familles des malades de Saint-Étienne, il résulte que ces derniers consommaient en général le lait sans le faire bouillir.

Il existe aujourd'hui dans la science un grand nombre de faits semblables, attestant que le lait peut jouer un rôle important dans la propagation de la fièvre typhoïde, lorsque la fièvre typhoïde se déclare chez des producteurs de lait; il y a donc lieu de prendre des précautions particulières : les personnes appartenant aux familles contaminées ne seront pas employées à la traite des vaches, il sera interdit d'introduire le lait ou les récipients dans les locaux contaminés; il est d'ailleurs toujours prudent de faire bouillir le lait.

Pour terminer cette revue des causes des épidémies de fièvre typhoïde qui ont été observées en France en 1899, je dois ajouter qu'une petite épidémie, qui a régné de juillet à septembre sur le

25°·dragons à Angers, est attribuée par M. le Dʳ Maison à des travaux de construction d'égouts exécutés dans la caserne et à proximité : le terrain remué à cette occasion était profondément souillé. L'eau potable qui était consommée au moment de cette épidémie au 25°dragons était d'excellente qualité et ne peut pas être incriminée d'après M. le Dʳ Maison.

On connaît un certain nombre d'exemples de dissémination des germes de la fièvre typhoïde par l'air, analogues à l'exemple cité par M. le Dʳ Maison, mais ce sont là de rares exceptions par rapport aux exemples de fièvre typhoïde d'origine hydrique.

2° *Variole.* — 388 cas de variole ou de varioloïde et 31 décès par cette cause sont signalés dans les rapports des médecins des épidémies, mais ces chiffres sont évidemment bien au-dessous de la vérité, puisque nous sommes sans renseignements sur 19 départements, parmi lesquels la Seine et les Bouches-du-Rhône ; or, je crois savoir que la variole a été souvent observée à Paris et surtout à Marseille en 1899.

Les départements dans lesquels le plus grand nombre de cas de variole est signalé sont : l'Ardèche (112 cas et 8 décès), les Pyrénées-Orientales (11 cas, 5 décès), le Morbihan (49 cas, 3 décès) ; dans l'arrondissement de Trévoux il y a eu 15 cas et 1 décès ; 28 cas de varioloïde figurent au tableau des maladies épidémiques de l'arrondissement d'Amiens, mais, d'après M. le Dʳ Lenoel, il s'agirait de varicelles et non de varioloïdes.

La variole doit disparaître complètement du cadre des épidémies, mais cet heureux résultat ne pourra être obtenu que si la vaccination et la revaccination deviennent obligatoires en France, comme elles le sont déjà chez plusieurs nations européennes et aussi au Japon. Les progrès réalisés dans la préparation du vaccin animal ont rendu les vaccinations aussi faciles qu'inoffensives et ont fait tomber les dernières objections contre la vaccination et la revaccination obligatòires.

3° *Varicelle.* — La varicelle a donné lieu à de petites épidémies dans les arrondissements qui suivent : Sables-d'Olonne (80 cas),

Laon, La Palisse, Gannat, Belfort, (53 cas), Marennes, Tulle, Évreux, La Ferté-Alais, Bernay, La Châtre, Château-Gontier, Arras, Autun, Thonon, Chambéry, Meaux. Il s'agit d'épidémies très bénignes observées presque exclusivement sur des enfants. La maladie s'est toujours terminée par guérison.

4° *Rougeole.* — La rougeole paraît avoir été commune en 1899, mais il est impossible de se rendre exactement compte de sa fréquence. Comme la rougeole n'était pas, en 1899, au nombre des maladies contagieuses dont la déclaration est obligatoire, les médecins des épidémies ont négligé souvent de la faire figurer dans leurs statistiques; alors même que les épidémies de rougeole sont indiquées, il est rare que l'on connaisse le chiffre des malades ou même celui des décès.

La rougeole est beaucoup plus bénigne dans les petites agglomérations que dans les grandes villes.

Pour les arrondissements de Doullens, de Montdidier et de Péronne (Somme), on relève 721 cas de rougeole sans un seul décès ; dans la Haute-Loire, plus de 200 cas sans décès; à Oyonnax, 110 cas sans décès; dans l'Aisne, 445 cas et 6 décès seulement; dans l'arrondissement de Béthune, 474 cas et 6 décès ; dans l'arrondissement de Boulogne, 146 cas et 4 décès; dans l'arrondissement d'Arras, 204 cas sans décès.

Au contraire dans les grandes villes la mortalité de la rougeole s'élève; dans l'arrondissement de Lille, il y a 153 décès par rougeole, dont 57 à Lille et 56 à Roubaix ; en 1898, le nombre des décès par rougeole dans cet arrondissement avait été de 344. Dans l'arrondissement de Rouen, il y a 87 décès par rougeole et 83 dans celui du Havre ; le chiffre des malades atteints de rougeole dans l'arrondissement du Havre est estimé par le médecin des épidémies à 1.214. A Dôle, pour 150 cas de rougeole il y a eu 15 décès. La rougeole a présenté un caractère exceptionnel de gravité dans le Morbihan, où elle a donné lieu à 2.880 cas et à 324 décès; elle a sévi surtout dans l'arrondissement de Lorient (1.839 cas et 200 décès).

Dans la recherche de la mortalité de la rougeole il y a une cause d'erreur dont il faut tenir grand compte : les malades qui

succombent ont toujours des complications qui absorbent l'attention
dans les derniers jours de la maladie, des broncho-pneumonies d'ordinaire, et c'est surtout la broncho-pneumonie qui figure sur les bulletins
de décès.

La prophylaxie de la rougeole présente de grandes difficultés et
il ne faut pas se faire d'illusions sur les résultats que donnera son
inscription sur la liste des maladies contagieuses dont la déclaration
est obligatoire. Dans beaucoup de familles, surtout dans les campagnes, on n'appelle pas le médecin pour les cas de rougeole qui
ne sont pas compliqués. Les enfants atteints de rougeole bénigne ne
sont pas isolés, ils se lèvent souvent et continuent de jouer avec les
autres enfants. D'autre part, on sait que la rougeole est contagieuse
dès les premiers jours de son évolution, avant l'apparition de l'exanthème, et, quand le médecin est appelé, le mal est fait au point de vue
de la contagion.

Lorsque des cas de rougeole se produisent dans une école, y
a-t-il lieu de licencier cette école? La question se pose souvent et elle
n'est pas toujours résolue de la même manière.

Plusieurs médecins des épidémies font remarquer, avec raison
ce me semble, que, pour la rougeole, le licenciement des écoles ne
donne pas des résultats satisfaisants ; les enfants mis en liberté ne
restent pas chez eux, ils vont courir avec leurs camarades et la contagion se fait aussi bien qu'à l'école. Le mieux paraît être d'examiner
chaque jour les enfants avec soin, lorsque des cas de rougeole se sont
déclarés, et de renvoyer dans leurs familles tous les enfants qui présentent des symptômes suspects ; les instituteurs et les institutrices
apprennent vite à reconnaître les premiers signes de la rougeole.

5° *Scarlatine.* — La scarlatine a donné lieu à un grand nombre
d'épidémies, mais ces épidémies ont été très bénignes en général.

Les départements du Pas-de-Calais, d'Ille-et-Vilaine, de l'Allier,
de Meurthe-et-Moselle, de la Gironde, du Gers, ont été les plus éprouvés.

Dans l'arrondissement de Belley (Ain), il y a eu 170 cas de
scarlatine et 13 décès par cette cause.

Une épidémie de scarlatine a été observée au Puy sur le 86ᵉ régiment d'infanterie, 89 hommes ont été atteints, aucun n'a succombé. (Dᴿ Cassedebat.)

A la Biolle (Savoie), une épidémie de scarlatine a atteint 101 personnes dont 3 ont succombé.

A Chambéry, les cas de scarlatine ont été également nombreux.

Le Dᴿ E. Brallet a envoyé la relation d'une petite épidémie de scarlatine au Thillot (Vosges). La maladie a été importée dans un village voisin du Thillot par un militaire convalescent de scarlatine; il y a eu au Thillot 50 atteintes et 2 décès.

Les convalescents de scarlatine servent souvent à la propagation de la scarlatine et il y a lieu de prendre des mesures sévères, surtout dans les écoles, pour empêcher les enfants qui sont à la période de desquamation de la scarlatine de répandre cette maladie.

Plusieurs médecins des épidémies rapportent des faits semblables au fait suivant, que j'emprunte au rapport du Dᴿ Lestocquoy d'Arras: des cas de scarlatine se produisent dans un pensionnat qui est licencié, à la rentrée des élèves on reçoit des convalescents de scarlatine qui n'ont pas fait la quarantaine de rigueur et l'épidémie recommence dans le pensionnat.

Les chefs d'institution et les instituteurs ou institutrices ne devraient recevoir un enfant qui vient de faire une scarlatine qu'avec un certificat de médecin attestant que l'enfant est guéri et qu'il est entré en convalescence depuis quarante jours au moins. Cette mesure a déjà été adoptée dans quelques départements. (Rapport du Dᴿ Courtade d'Outarville, Loiret.)

6° *Suette.* — Les médecins des épidémies du département du Morbihan signalent 16 cas de suette miliaire et 2 décès par cette cause.

7° *Oreillons.* — Les oreillons ont donné lieu comme d'habitude à un grand nombre de petites épidémies, qui, très bénignes quand les oreillons n'atteignent que les jeunes enfants, présentent plus de gravité quand il s'agit de jeunes gens ou d'adultes.

Une petite épidémie d'oreillons a été observée par M. le Dr Cassedebat au Puy sur le 86e régiment d'infanterie. 89 hommes ont été atteints, les oreillons se sont compliqués dix-sept fois d'orchite.

Dans l'arrondissement de Gannat les oreillons ont régné dans plusieurs communes, principalement sur les enfants, mais aussi sur les jeunes gens, et, chez ces derniers, l'orchite ourlienne a été souvent notée. (Rapport du Dr Mignot.)

Au cours d'une épidémie d'oreillons à Autun, le Dr Boquin a noté trois cas compliqués d'orchite, un cas compliqué de gonflement des grandes lèvres et un cas de métastase sur le cerveau.

8° *Coqueluche.* — Les épidémies de coqueluche ont été communes dans les départements qui suivent : Gard, Ille-et-Vilaine, Meurthe-et-Moselle, Morbihan, Nord, Saône-et-Loire, Pas-de-Calais, Savoie, Seine-et-Marne, Vienne.

En général, il s'agit d'épidémies très bénignes, cependant, sur quelques points, la coqueluche a donné lieu à une assez forte mortalité. Dans le Morbihan, il y a eu 1.404 cas de coqueluche et 60 décès par cette cause ; dans l'arrondissement d'Uzès, 139 cas et 11 décès ; dans l'arrondissement de Bonneville (Haute-Savoie), 80 cas et 22 décès ; dans l'arrondissement de Doullens, 150 cas et 10 décès.

En général, pour la coqueluche, comme pour la rougeole, la mortalité est plus forte dans les villes que dans les campagnes. La coqueluche a donné lieu à 39 décès à Rouen, à 58 au Havre, à 18 décès sur 110 cas à Reims, ce qui représente une mortalité au moins égale à celle de la fièvre typhoïde.

9° *Grippe.* — La grippe a régné sous forme épidémique dans les départements de Meurthe-et-Moselle, du Morbihan, du Pas-de-Calais, du Var, de la Haute-Garonne, du Gers. Dans la Haute-Garonne, le Dr André signale des milliers de cas de grippe en novembre et décembre. Dans le Gers, la grippe a donné lieu à 1.835 cas et à 65 décès ; la commune de Vic-Fezensac a été fortement éprouvée, elle figure dans ces totaux pour 580 cas et 21 décès.

Des épidémies de grippe sont signalées dans les arrondissements dont les noms suivent: Belley, Foix, Marennes, Saintes, Lannion, Bernay, Alais (250 cas et 12 décès), Nîmes, Lodève (250 cas et 9 décès), Rennes, Fougères, Montfort, Saint-Malo (504 cas, 6 décès), Vitré (605 cas sans décès), Laval, Autun, Niort, Parthenay, Toulon (24 décès), Avallon, Tonnerre, Loudun.

Dans les premiers mois de 1900, la grippe a atteint à peu près tous les cantons de l'arrondissement de Blois; à Contres, 24 enfants en bas âge ont succombé à cette épidémie.

Des cas nombreux de grippe ont été observés à Calais aux mois de décembre 1898 et janvier 1899, la maladie a paru venir d'Angleterre, Londres était très éprouvée par la grippe à cette époque. La maladie a atteint tout d'abord les matelots des paquebots, les douaniers et les employés du chemin de fer, au point de rendre assez difficile le fonctionnement des services internationaux, puis elle s'est attaquée à la population de la ville de Calais en faisant d'assez nombreuses victimes parmi les enfants et les vieillards. (Rapport du médecin des épidémies de l'arrondissement de Calais.)

En général, les épidémies de grippe de 1899 ont été bénignes. Les Drs Mignot de Gannat et André de Toulouse donnent les renseignements que je résume ci-dessous sur les formes cliniques de la grippe en 1899.

A Gannat (Allier) la grippe règne de février à juin. En février et mars, les symptômes thoraciques dominent, la bronchite est le symptôme saillant et la pneumonie complique souvent la grippe. En mai et juin, les symptômes nerveux et gastro-intestinaux sont prédominants, les malades sont prostrés avec anorexie marquée; les forces ne reviennent que lentement. Les douleurs vives des membres, les névralgies, la céphalalgie violente, qui avaient caractérisé la grande épidémie de grippe de 1890, n'ont été notées que rarement en 1899 par le Dr Mignot.

A Toulouse, dit M. André, la forme gastro-intestinale a prédominé de beaucoup; la grippe a pris aussi assez souvent la forme de fièvre éphémère avec herpès. Les névralgies faciales, l'asthénie, ont été notées dans un certain nombre de cas, mais bien plus rarement qu'en 1890. Même dans les cas de grippe compliqués de congestion pulmonaire ou de broncho-pneumonie les symptômes gastro-intestinaux ont été très marqués.

M. le Dr André a observé à Toulouse des cas assez nombreux de fièvre ganglionnaire qu'il croit pouvoir rattacher à l'épidémie de grippe.

A Oyonnax (Ain), le Dr Fiessinger a observé, de novembre 1898 à avril 1899, 23 cas de pneumonie qui paraissent se rattacher à la grippe, il y a eu 5 décès, mais seulement dans des cas où il existait une maladie antérieure et dans un cas où la pneumonie était double.

Les complications cérébro-spinales sont notées à plusieurs reprises. Dans l'arrondissement de Bernay, le Dr Lesueur signale quelques cas de grippe à forme cérébrale. A Lannion, le Dr Bastiou a observé des localisations médullaires et cérébrales de la grippe. Enfin le Dr L. Robert a adressé à l'Académie un travail qui a pour titre : *Épidémie de grippe infectieuse avec manifestations méningitiques dans la garnison de La Rochelle*. Les observations recueillies par le Dr Robert sont intéressantes mais n'autorisent pas, ce me semble, le rapprochement que tente notre confrère entre la grippe et la méningite cérébro-spinale, entités morbides bien distinctes.

10° *Diphtérie*. — Beaucoup de médecins des épidémies constatent que la diphtérie est en décroissance dans leur arrondissement. Cet heureux résultat est dû, d'une part, à la sérothérapie, et, d'autre part, aux mesures d'isolement et de désinfection qui sont prises assez régulièrement en ce qui concerne la diphtérie. Tandis que la rougeole est généralement regardée comme une affection sans gravité, la diphtérie et le croup inspirent une juste terreur, on appelle le médecin dès qu'on soupçonne qu'un enfant est atteint de diphtérie et on se conforme à ses prescriptions.

Dans le département du Gers, la diphtérie devient de plus en plus rare (Rapport du Dr Pujos); il en est de même dans le département de la Somme. Les médecins des épidémies des arrondissements de

4

Dunkerque, de Cambrai, d'Abbeville, de Gannat, de Saintes, insistent sur cette diminution de fréquence de la diphtérie.

La diphtérie, qui autrefois occasionnait à Dunkerque 50 décès par an en moyenne, n'en a occasionné que 3 en 1899. (Rapport du Dr Reumaux.)

A Abbeville, on pratiquait tous les ans une trentaine d'opérations de trachéotomie, aujourd'hui cette opération est devenue très rare. (Rapport du Dr Legée.)

Dans les départements de la Gironde, de la Seine-Inférieure, de l'Ardèche, d'Ille-et-Vilaine, du Morbihan, la diphtérie a été assez commune.

M. le Dr Vergely a relevé 86 décès par diphtérie pour tout le département de la Gironde. A l'hôpital des enfants de Bordeaux, il y a eu 293 cas de diphtérie et 40 décès par cette cause, soit une mortalité de 13,6 p. 100. Avant l'emploi de la sérothérapie la mortalité par diphtérie dans cet hôpital était, d'après M. Vergely, de 20 à 24 p. 100.

Au Havre, la diphtérie a donné 55 cas et 14 décès; à Rouen, 42 décès (le nombre des cas n'est pas indiqué).

Dans l'Ardèche, 130 cas et 32 décès.

Dans l'Ille-et-Vilaine: à Rennes, 25 décès; Fougères, 87 cas, 15 décès; Montfort, 43 cas, 1 décès; Vitré, 121 cas, 17 décès; Saint-Malo, 13 cas, 4 décès.

Dans le Morbihan, les arrondissements les plus éprouvés ont été ceux de Lorient (59 cas, 12 décès), et de Pontivy (127 cas, 11 décès).

A Lille, on compte 60 décès par diphtérie.

A Toulon, 43 décès.

A Nantes, 95 cas et 14 décès.

Parmi les arrondissements qui ont fourni le plus grand nombre de cas de diphtérie, il faut citer encore ceux de La Palisse (97 cas et 8 décès), de Sedan (62 cas, 11 décès), de Rochefort (29 cas, 14 décès), de Vassy (66 cas, 6 décès), de Bar-le-Duc (69 cas, 15 décès), de Riom (120 cas, 23 décès), d'Autun (91 cas, 24 décès).

Dans l'arrondissement de Valenciennes, M. le Dr Manouvriez a observé deux petites épidémies: épidémie de Saint-Amand, développée

dans une école maternelle tenue par des sœurs (17 cas et 3 décès);
épidémie de Vieux-Condé (5o cas et 4 décès).

M. le Dr Fleury relate deux épidémies de diphtérie observées par
lui à la Ricamarie et à l'orphelinat du Rez à Saint-Étienne. L'épidémie
de la Ricamarie a pris naissance et s'est développée presque complètement dans une école maternelle congréganiste, il y a eu 14 cas dont
11 chez des enfants de cette école et 4 décès. L'orphelinat municipal
du Rez, à Saint-Étienne, reçoit 135 garçons de 7 à 18 ans et 70 filles
qui sont logés dans les deux ailes d'un même bâtiment: les communications entre les deux ailes sont interdites. Du 13 septembre au
2 décembre 1899, 44 cas d'angine ont été observés sur les garçons
de cet orphelinat et 17 de ces angines ont été reconnues comme étant
diphtériques, après examen bactériologique; il y a eu 2 décès. Dans
la section des filles il n'y a eu que 3 cas d'angine dont une seule angine
diphtérique. Les mesures destinées à enrayer cette épidémie ont été
très bien prises par M. le Dr Fleury et par M. le Dr Reynaud médecin
de l'orphelinat, je reviendrai plus loin sur cette épidémie à propos de
l'emploi préventif du sérum antidiphtérique.

Il était intéressant de rechercher quelle avait été la mortalité pour
l'ensemble des épidémies de diphtérie observées en 1899, je n'ai pu
utiliser pour cette recherche tous les chiffres donnés, parce que, dans
certaines statistiques, on n'a fait figurer que le nombre des cas et que,
dans d'autres, on n'indique que le nombre des décès; en faisant abstrac-
tion de ces statistiques incomplètes j'ai trouvé 2.796 cas de diphtérie
et 5o5 décès par cette cause, soit une mortalité de 18 p. 100 environ.

Il y a unanimité parmi les médecins des épidémies pour constater
les bons effets de la sérothérapie; si les résultats ne sont pas meilleurs
encore que ceux qui ont été obtenus, cela tient à ce que le médecin,
surtout dans les campagnes, est souvent appelé trop tard.

Le sérum antidiphtérique n'est pas seulement curatif, il peut être
employé comme préventif et à ce titre il peut rendre et a rendu déjà de
très grands services. Quand un enfant contracte la diphtérie dans une
famille nombreuse et qu'il n'est pas possible de l'isoler complètement,
il est bien indiqué de faire des inoculations préventives aux frères et

sœurs du malade. Les inoculations préventives peuvent aussi être utilisées dans des pensionnats, dans des orphelinats, pour arrêter une épidémie de diphtérie.

Le Dr Mathelin, dans une petite épidémie de diphtérie à Doule-vent-le-Château, a employé souvent et avec succès les injections pré-ventives. (Rapport du Dr Mathieu, arrondissement de Vassy, Haute-Marne.)

Le Dr Boquin d'Autun a employé à plusieurs reprises le sérum à titre préventif, quand dans une famille il y avait plusieurs enfants et que l'isolement n'était pas possible, les résultats ont été excellents.

A Évreux, des injections ont été faites dans un certain nombre de cas; aucune des personnes ainsi injectées préventivement n'a été atteinte de diphtérie.

Pendant une épidémie de diphtérie, qui a régné à Beni-Saf (dé-partement d'Oran, Algérie), le Dr Schieffer a employé les injections préventives chez les enfants qui vivaient en contact avec les malades dont l'isolement n'était pas possible. Je reviendrai sur cette épidémie de Beni-Saf dans le chapitre consacré aux maladies épidémiques dans les colonies.

C'est pendant l'épidémie de l'orphelinat du Rez à Saint-Étienne que les Drs Fleury et Reynaud ont fait la plus large application connue jusqu'ici du sérum antidiphtérique à titre préventif. Les voisins des malades au dortoir, à l'école et au réfectoire reçurent d'abord des injections préventives, et, comme la maladie continuait à s'étendre, M. le Dr Fleury proposa de faire une injection de 5 centimètres cubes de sérum antidiphtérique à tous les garçons qui n'avaient pas encore été injectés. Le 16 novembre, 96 enfants reçurent 5 centimètres cubes de sérum, le lendemain, 13 autres furent inoculés de même, ce qui, avec les inoculations faites antérieurement, donne un total de 135 en-fants inoculés préventivement. Aucun accident n'a été noté à la suite de ces inoculations. A partir du 18 novembre, on observa encore quel-ques angines, mais dans aucun cas la présence du bacille de Löffler ne fut constatée. « En quarante-huit heures, dit M. le Dr Fleury, l'épidémie de diphtérie avait donc été arrêtée. »

La dose de 5 centimètres cubes de sérum injectée à des enfants dont l'âge variait entre 7 et 14 ans (rarement au-dessus) a été efficace; c'est seulement le 16 mars 1900, quatre mois après l'inoculation préventive, qu'on a constaté, chez un des enfants inoculés, une angine diphtérique.

M le Dr G. Vallet, pendant une petite épidémie de diphtérie qui a régné en 1900 à la gendarmerie de Nice (9 atteintes, pas de décès), a pratiqué des injections préventives chez 12 enfants appartenant aux familles contaminées, aucun de ces enfants n'a été atteint de diphtérie.

Sur 20 enfants injectés par M. le Dr Vallet, au cours de cette épidémie, 8 ont présenté une éruption d'érythème polymorphe qui s'est accompagnée dans plusieurs cas de fièvre légère avec douleurs musculaires et articulaires; deux fois l'exanthème est devenu ecchymotique, le prurit était modéré. Il n'y a eu aucun accident local au niveau des piqûres. Il est à noter que le sérum employé n'avait que 15 jours de préparation.

Ces accidents légers sont les seuls qui soient signalés dans les documents utilisés pour ce rapport, et, si l'on songe au grand nombre d'injections de sérum antidiphtérique qui ont été faites par les médecins qui ont fourni ces documents, on doit conclure que ces injections sont inoffensives.

Le Dr Coriveaud, médecin des épidémies de l'arrondissement de Blaye, constate que la diphtérie a été importée à Blaye par un enfant qui sortait de l'hôpital des enfants de Bordeaux, où il avait été traité pour scarlatine compliquée d'angine diphtérique; une petite épidémie qui fit 4 victimes se déclara parmi les enfants qui avaient été en rapport avec le convalescent. Les faits semblables ne sont pas rares et il est indispensable de prendre des mesures pour que les malades qui sont guéris d'angine diphtérique, mais qui ont encore des bacilles virulents dans la gorge, ne propagent pas la diphtérie.

Les convalescents de diphtérie qui ont été soignés dans les hôpitaux ne devraient pas être renvoyés dans leurs familles tant qu'il existe des bacilles virulents dans la gorge, et l'on devrait s'efforcer de désinfecter l'arrière-gorge et les fosses nasales, afin de hâter cette disparition.

Les convalescents de diphtérie ne devraient être réadmis dans les écoles qu'avec un certificat médical attestant qu'ils sont entrés en convalescence depuis 40 jours au moins.

11° *Diarrhée cholériforme, choléra nostras, diarrhée infantile.* — Il y a dans ce chapitre beaucoup de confusion et plus d'inconnues encore que dans les autres chapitres des maladies épidémiques qui ont régné en 1899. Beaucoup de médecins des épidémies omettent la diarrhée infantile dans leurs statistiques ou leurs rapports, d'autres comprennent sous le même titre la diarrhée infantile et les diarrhées cholériformes ou choléra nostras, voire même la dysenterie. La diarrhée infantile doit avoir sa place bien marquée dans les tableaux des maladies épidémiques, elle constitue une entité morbide bien caractérisée et très importante par le nombre des décès auxquels elle donne lieu, il importe d'être renseigné sur sa fréquence dans les différentes régions de la France, sur les mesures prises pour restreindre ses ravages et sur les résultats obtenus.

Dans l'arrondissement de Rouen il y a eu, en 1899, 1.154 décès par diarrhée infantile, dont 486 pour la ville de Rouen, l'ensemble des autres maladies épidémiques n'a donné à Rouen que 341 décès ; la diarrhée infantile, à elle seule, a donc fait plus de victimes que toutes les autres maladies contagieuses.

Au Havre, la diarrhée infantile a donné lieu à 635 décès.

Dans la statistique des maladies épidémiques du département de Meurthe-et-Moselle, la diarrhée cholériforme figure pour 281 cas et 41 décès.

D'après le tableau du Dr Mignot, la diarrhée cholériforme a été observée souvent, pendant les grandes chaleurs du mois d'août, dans l'arrondissement de Gannat, surtout chez les enfants. Dans le canton de Varennes, 2 adultes ont succombé au choléra nostras.

A Toulouse, le Dr André signale une diminution du chiffre des décès par diarrhée infantile, diminution qui est certainement due, dit-il, à l'usage de plus en plus répandu du lait stérilisé et au traitement de début par la diète hydrique.

Les renseignements qui suivent sont empruntés au rapport du Dr Courtade, d'Outarville. Les enfants nourris au biberon sont les plus atteints par la diarrhée infantile et, parmi ces derniers, les cas sont moins nombreux et moins graves chez les enfants soumis à la loi du 23 décembre 1874 que chez ceux qui, élevés dans leur famille, ne sont pas surveillés. Les nourrices mercenaires, harcelées par les médecins-inspecteurs, ont fini par adopter le lait stérilisé, au moins pendant les grandes chaleurs, et le biberon sans tube en caoutchouc; ce dernier biberon est, au contraire, encore en usage dans beaucoup de familles. Comme le dit M. le Dr Courtade, c'est aux médecins qu'il appartient d'insister pour que l'allaitement des nouveau-nés se fasse dans de meilleures conditions dans les familles.

12° *Dysenterie.* — Des épidémies de dysenterie sont signalées dans un grand nombre d'arrondissements; quelques-unes de ces épidémies ont donné lieu à une assez forte mortalité.

Dans la statistique des maladies épidémiques du Morbihan, la dysenterie figure pour 235 cas et 34 décès; dans le seul arrondissement de Lorient, il y a eu 150 cas de dysenterie et 26 décès par cette cause.

Les communes de La Sauvetat-de-Savères, Nérac, Le Fréchou, Lannes, Damazan, Cancon, dans le département de Lot-et-Garonne, ont été fort éprouvées par la dysenterie, le nombre des cas est estimé à 179 et il y a eu 17 décès. Ces épidémies sont attribuées à la mauvaise qualité de l'eau des puits.

Dans les arrondissements d'Albi et de Gaillac, la dysenterie a occasionné beaucoup plus de maladies et presque autant de décès que la fièvre typhoïde.

Dans l'arrondissement d'Autun, le chiffre des décès par dysenterie et diarrhée infantile a été de 119.

Dans le territoire de Belfort : 74 cas et 6 décès.

Dans l'arrondissement de Châteaubriant (Loire-Inférieure) : 70 cas et 15 décès. La mauvaise qualité de l'eau et la contagion sont indiquées comme causes de l'épidémie.

Dans l'arrondissement de La Rochelle : 3o cas et 7 décès.

Dans plusieurs petites épidémies, des militaires de passage ou envoyés en convalescence ont apporté le germe de la dysenterie.

Épidémie de Coucy-la-Ville (Aisne) : 16 cas, 1 décès. D'après le rapport de M. le Dr Blanquinque, la dysenterie a été importée dans cette commune par un soldat qui en était atteint et qui est arrivé dans sa famille le 13 août.

Épidémie de Tourteron (arrond. de Bar-sur-Seine, Aube) : 20 cas, 4 décès. D'après le rapport du médecin des épidémies, la maladie a été importée à Tourteron par un soldat envoyé en convalescence et incomplètement guéri d'une dysenterie.

Épidémie de Contrisson (arrond. de Bar-le-Duc). Le 15 août 1899, le 8e régiment d'artillerie séjourne à Contrisson, un artilleur est atteint de dysenterie, ses selles sont jetées sur le fumier à proximité d'un puits; des cas de dysenterie se déclarent bientôt dans la maison où l'artilleur avait été logé et la maladie devient épidémique; 61 personnes sont atteintes et 12 succombent. (Rapport du Dr Ficatier.)

Épidémie de Bourguenais (arrond. de Nantes) : 25 cas et 17 décès. La maladie aurait été importée par un marin atteint de dysenterie chronique.

La dysenterie est souvent d'origine hydrique comme la fièvre typhoïde; les mesures de protection des cours d'eau, des fontaines, des puits, qui sont réclamées plus haut pour prévenir les épidémies de fièvre typhoïde donneront donc aussi d'excellents résultats pour la prophylaxie de la dysenterie.

13° *Fièvre puerpérale.* — Je n'ai relevé dans les rapports des médecins des épidémies que 125 décès par fièvre puerpérale, dont 54 pour l'arrondissement de Lille, 12 pour l'arrondissement de Rouen et 16 pour celui du Havre. Il n'y a pas de conclusions à tirer de chiffres aussi incomplets. Les médecins des épidémies constatent que les sages-femmes ne font presque jamais de déclarations; je crois que les accoucheurs n'en font pas beaucoup plus, il est désagréable de constater qu'on a dans sa clientèle des cas de fièvre puerpérale.

A Saint-Dizier, une sage-femme qui venait d'avoir dans sa clientèle 3 cas de fièvre puerpérale, dont 1 mortel, a été l'objet de mesures
sévères ; on lui a interdit l'exercice de sa profession pendant 15 jours
et on l'a obligée à quitter Saint-Dizier pendant ce temps. M. le
Dʳ Mathieu qui cite ce fait dans son rapport ajoute, avec raison, qu'on
aurait pu prendre des mesures à la fois plus efficaces et moins nuisibles
aux intérêts de cette sage-femme.

14° *Charbon, pustule maligne.* — Deux cas de pustule maligne
ont été observés à Brive, au mois de juin chez des ouvriers tanneurs
qui avaient manipulé des cuirs provenant de Chine. Les cuirs étaient
en très bon état apparent. L'un des ouvriers est mort, l'autre a survécu.

Au mois d'août, un troisième cas a été constaté chez une fillette à
Aubozine (canton de Beynat, arrond. de Brive). L'enfant, dont
les parents sont fabricants de drap, s'était couchée et endormie sur des
laines provenant d'Amérique ; la pustule maligne avait pour siège la
bosse frontale droite ; un traitement énergique et très bien dirigé a
sauvé la malade. (Rapport du Dʳ Blusson.)

Un cas de pustule maligne a été observé encore, à Saint-Calais
(Sarthe), chez un ouvrier qui avait manipulé la peau d'un animal
charbonneux, le malade a survécu.

15° *Tuberculose.* — Bien que la tuberculose ne rentre pas dans
le cadre ordinaire des maladies épidémiques, je crois devoir lui faire
une place dans ce rapport pour signaler une fois de plus les ravages
qu'elle fait, non seulement dans les villes, mais aussi dans les campagnes.

M. le Dʳ A. Subercaze, de La Ferté-Alais (Seine-et-Oise), a adressé
à l'Académie un très intéressant travail qui a pour titre : *De la tuberculose dans les campagnes, envisagée au point de vue de la contagion.*

Le Dʳ Subercaze constate que le nombre des cas de tuberculose
augmente d'année en année dans le département de Seine-et-Oise.
Les hommes et les femmes désertent les campagnes pour les villes, où les
salaires sont plus élevés ; l'ouvrier qui a contracté la tuberculose dans
les villes rentre au village quand il est trop affaibli par la maladie

5

pour continuer son travail et devient un nouveau centre de propagation de la tuberculose. Le passage au régiment de tous les hommes valides et le renvoi dans leurs foyers des tuberculeux réformés contribue aussi à la dissémination de la tuberculose.

La contagion directe est, à la campagne, la grande cause de dissémination de la tuberculose; les crachats des tuberculeux souillent le sol ou sont jetés sur le fumier, à proximité de la maison et donnent, après dessiccation, des poussières virulentes. Le Dr Subercaze cite plusieurs exemples de petites épidémies de tuberculose (épidémies de maison) dues à la contagion.

Pour lutter contre la tuberculose, M. le Dr Subercaze préconise les mesures suivantes : déclaration obligatoire de la tuberculose, désinfection méthodique des locaux, des effets d'habillement et de la literie souillés par les tuberculeux, création de sanatoria; il demande aussi que le service vétérinaire montre plus de sévérité en ce qui concerne la tuberculose bovine.

M. le Dr Bozonet signale, comme M. Subercaze, les ravages croissants de la tuberculose, il estime qu'il serait bon de faire distribuer par les municipalités des instructions dans lesquelles on signalerait les dangers de la contagion de la tuberculose et les mesures à prendre pour les éviter.

La question de la prophylaxie de la tuberculose est beaucoup trop vaste pour que je l'aborde ici, elle a fait, d'ailleurs, l'objet récemment d'un très remarquable rapport de M. le Prof^r Grancher, et une Commission permanente a été créée au sein de l'Académie pour étudier cette grave question; le travail de M. le Dr Subercaze pourra être renvoyé à la Commission de la tuberculose.

TABLEAU

DES

MALADIES ÉPIDÉMIQUES SIGNALÉES POUR 1899

PAR LES MÉDECINS DES ÉPIDÉMIES

DÉPARTEMENTS et ARRONDISSEMENTS	ÉPIDÉMIES	NOMBRE de CAS	NOMBRE de DÉCÈS	OBSERVATIONS
Ain.				
BOURG............	Pas d'épidémies....	»	»	
BELLEY	Scarlatine........	170	13	
	Grippe	Cas nombreux.	»	Épidémie bénigne.
GEX.............	Rougeole	125 environ.	»	
	Scarlatine........	10	»	
	Coqueluche	150	2	
NANTUA...........	Fièvre typhoïde....	103	18	Origine hydrique et contagion.
TRÉVOUX.........	Fièvre typhoïde....	22	2	
	Variole	15	1	
	Scarlatine........	8	2	
	Diphtérie	24	4	
Aisne.				
	Fièvre typhoïde....	7	»	Rapport du Dʳ Blan-
LAON.............	Varicelle	20	»	quinque.
	Rougeole	251	2	
	Dysenterie	16	1	
SAINT-QUENTIN	Scarlatine........	65	5	
SOISSONS	Rougeole	169	3	
CHATEAU-THIERRY ..	Rougeole	35	1	
	Coqueluche	45	»	
	Diphtérie	4	1	
	Dysenterie	9	1	
Allier.				
MOULINS	Fièvre typhoïde....	7	2	Origine hydrique.
	Variole	12	»	
	Rougeole	8	1	
	Scarlatine........	217	4	
	Coqueluche	40	»	
	Diphtérie	6	3	
	Diarrhée infantile...	29	4	
LA PALISSE........	Fièvre typhoïde....	56	3	Origine hydrique.
	Varicelle.........	»	»	2 petites épidémies.
	Rougeole	Cas nombreux.	4	
	Scarlatine........	108	»	
	Oreillons.........	Cas nombreux.	»	
	Diphtérie	97	8	Épidémie de Cusset.

DÉPARTEMENTS et ARRONDISSEMENTS	ÉPIDÉMIES	NOMBRE de CAS	NOMBRE de DÉCÈS	OBSERVATIONS
La Palisse *(Suite.)*.	Dysenterie	79	9	
Montluçon	Fièvre typhoïde	56	7	Origine hydrique.
	Scarlatine	109	4	
	Grippe	28	»	
Gannat	Fièvre typhoïde....	30	5	Origine hydrique.
	Varicelle	22	»	
	Rougeole	15	»	
	Scarlatine	22	»	
	Oreillons..........	32	»	
	Coqueluche	43	»	
	Diphtérie	13	2	
	Diarrhée infantile..	45	8	
	Dysenterie	28	6	
Alpes (Basses-)	Fièvre typhoïde....	61	4	Origine hydrique et contagion.
	Variole............	7	5	
	Rougeole	166	15	
Ardèche.	Fièvre typhoïde....	647	122	
	Variole..........	112	8	
	Scarlatine........	105	7	
	Diphtérie	130	32	
	Suette............	1	»	
	Diarrhée cholériforme.	24	17	
	Dysenterie	45	7	
Ardennes.				Manquent les rapports des arrondissements de Mézières et de Vouziers.
Rethel..........	Fièvre typhoïde	23	Inconnu.	
	Scarlatine........	28	—	
	Diphtérie	3	—	
Rocroy..........	Fièvre typhoïde....	2	»	
	Rougeole	86	»	
	Scarlatine........	109	»	
Sedan	Fièvre typhoïde....	6	»	Origine hydrique. 2 petites épidémies.
	Rougeole	Inconnu.	»	
	Scarlatine........	15	»	Épid. de Raucourt.
	Diphtérie	62	11	
Ariège.				
Foix	Fièvre typhoïde....	Inconnu.	Inconnu.	Épidémies dans 3 communes, contagion.

DÉPARTEMENTS et ARRONDISSEMENTS	ÉPIDÉMIES	NOMBRE de CAS	NOMBRE de DÉCÈS	OBSERVATIONS
Foix (Suite.)	Scarlatine.........	Inconnu.	Inconnu.	
	Rubéole	—	»	Une petite épidémie.
	Grippe	—	»	Épidémie bénigne.
Saint-Girons......	Fièvre typhoïde....	17	2	
Aube.				
Arcis-sur-Aube	Fièvre typhoïde....	2	1	
	Rougeole	12	»	
	Scarlatine........	7	»	
	Coqueluche.......	30	»	
Bar-sur-Aube	Fièvre typhoïde....	59	3	Origine hydrique et contagion.
	Rougeole	116	1	
	Coqueluche	60	1	
	Diphtérie.........	2	1	
	Diarrhée infantile..	9	5	
Bar-sur-Seine	Fièvre typhoïde....	34	10	
	Rougeole	343	6	
	Diphtérie	2	1	
	Dysenterie	20	4	
Troyes	Fièvre typhoïde....	34	1	
	Rougeole	103	»	
	Scarlatine........	63	»	
	Diphtérie	29	Inconnu.	
Nogent-sur-Seine...	Rougeole	72	1	
	Coqueluche.......	131	»	
Aude.				
Carcassonne......	Fièvre typhoïde....	Inconnu.	14	Origine hydrique.
	Scarlatine........	22	5	
	Diphtérie	5	1	
Castelnaudary....	Fièvre typhoïde....	6	4	Origine hydrique.
	Variole..........	7	»	
	Rougeole	47	1	
Limoux..........	Fièvre typhoïde....	18	5	Origine hydrique.
Narbonne	Aucune épidémie...	»	»	
Aveyron.				
Rodez..........	Fièvre typhoïde....	14	1	

DÉPARTEMENTS et ARRONDISSEMENTS	ÉPIDÉMIES	NOMBRE de CAS	NOMBRE de DÉCÈS	OBSERVATIONS
ESPALION.........	Coqueluche	62	»	
Belfort.	Fièvre typhoïde....	14	1	
	Varicelle.........	53	»	
	Diphtérie	5	2	
	Dysenterie	74	6	
Calvados.	Fièvre typhoïde....	81	14	
	Rougeole	388	»	
	Diphtérie	26	5	
	Diarrhée infantile..	12	5	
Cantal.				
AURILLAC.........	Fièvre typhoïde....	Inconnu.	Inconnu.	2 petites épidémies.
	Scarlatine........	20	3	
MURET	Varioloïde	Inconnu.	»	
SAINT-FLOUR.......	Fièvre typhoïde	—	Inconnu.	3 petites épidémies d'origine hydrique.
	Scarlatine........	—	—	
	Diphtérie	—	—	
Charente.				
CONFOLENS........	Fièvre typhoïde....	21	4	Origine hydrique.
BARBEZIEUX.......	—	17	3	
ANGOULÊME.......	—	55	4	
RUFFEC..........	—	3	»	
COGNAC..........	—	18	»	
Charente-Inf.				
LA ROCHELLE	Fièvre typhoïde....	97	27	Origine hydrique.
	Scarlatine........	7	»	
	Coqueluche	119	3	
	Diphtérie.........	15	1	
	Dysenterie	30	7	
ROCHEFORT........	Fièvre typhoïde....	38	16	Origine hydrique (Rapport du Dr Legros.)
	Variole..........	25	»	
	Rougeole	34	1	
	Scarlatine........	20	»	
	Coqueluche	127	»	

DÉPARTEMENTS et ARRONDISSEMENTS	ÉPIDÉMIES	NOMBRE de CAS	NOMBRE de DÉCÈS	OBSERVATIONS
Rochefort (Suite.)	Diphtérie	29	14	
	Diarrhée infantile	29	17	
Marennes	Fièvre typhoïde	52	10	Origine hydrique.
	Varicelle	15	»	
	Grippe	190	»	
Jonzac	Fièvre typhoïde	8	1	
	Scarlatine	42	»	
	Diphtérie	2	»	
Saint-Jean-d'Angély	Fièvre typhoïde	95	15	Origine hydrique dans bon nombre de cas.
	Varioloïde	17	»	
	Scarlatine	25	1	
	Diphtérie	11	3	
Saintes	Fièvre typhoïde	18	1	Origine hydrique. Formes légères.
	Grippe	Cas nombreux.	»	
	Diphtérie	5	»	
Cher.				
Bourges	Fièvre typhoïde	39	15	Origine hydrique.
	Scarlatine	68	1	
	Diphtérie	6	3	
	Suette	1	»	
Sancerre	Fièvre typhoïde	55	13	Rapp^t du Dr Berthault.
	Scarlatine	24	4	
	Diphtérie	10	3	
Saint-Amand	Fièvre typhoïde	48	10	Origine hydrique.
	Variole	2	»	
	Scarlatine	38	2	
	Oreillons	Cas nombreux.	»	
	Diphtérie	18	6	
Corrèze.				
Tulle	Fièvre typhoïde	Inconnu.	Inconnu.	Petites épidémies d'origine hydrique.
	Varicelle	—	»	
	Rougeole	—	»	
	Coqueluche	—	»	
Ussel	Fièvre typhoïde	Inconnu.	Inconnu.	2 petites épid. sans gravité. Origine hydrique.
Brive	Fièvre typhoïde	98	8	Origine hydrique.

DÉPARTEMENTS et ARRONDISSEMENTS	ÉPIDÉMIES	NOMBRE de CAS	NOMBRE de DÉCÈS	OBSERVATIONS
Brive (*Suite.*)	Scarlatine.........	Inconnu.	2	
	Diphtérie.........	20	3	
	Pustule maligne ...	3	1	
Côte-d'Or.				
Dijon	Fièvre typhoïde....	21	Inconnu.	
	Rougeole	41	2	
	Scarlatine.........	47	Inconnu.	
	Coqueluche	20	2	
	Diphtérie.........	18	Inconnu.	
Beaune	Fièvre typhoïde....	7	—	
	Variole...........	2	—	
	Scarlatine.........	12	—	
	Diphtérie.........	5	—	
Chatillon-sur-Seine	Fièvre typhoïde....	1	—	
	Scarlatine.........	2	—	
	Diphtérie.........	1	—	
Semur...........	Fièvre typhoïde....	24	3	
	Scarlatine.........	4	»	
	Diphtérie.........	1	»	
	Suette............	1	»	
Côtes-du-Nord				
Dinan...........	Fièvre typhoïde....	Inconnu.	5	Sécheresse, puits souillés.
	Rougeole	—	»	
	Scarlatine.........	—	1	
	Diphtérie.........	5	1	
Saint-Brieuc......	Fièvre typhoïde....	Inconnu.	Inconnu.	Épidémies bénignes.
	Rougeole	—	—	—
	Scarlatine.........	—	—	—
Guingamp	Fièvre typhoïde....	11	1	Origine hydrique.
	Rougeole	5	1	
Lannion	Scarlatine.........	Inconnu.	Inconnu.	Épidémie bénigne.
	Rubéole	—	—	—
	Grippe	—	—	Devenue endémique.
Loudéac..........	Scarlatine.........	—	—	Épidémie bénigne.
Dordogne.	Variole	10	»	
	Scarlatine.........	30	9	

DÉPARTEMENTS et ARRONDISSEMENTS	ÉPIDÉMIES	NOMBRE de CAS	NOMBRE de DÉCÈS	OBSERVATIONS
Doubs.				Manque l'arrondisse- ment de Besançon.
BAUME-LES-DAMES..	Pas d'épidémie.....	»	»	
MONTBÉLIARD	Fièvre typhoïde....	28	11	
	Scarlatine.........	4	»	
	Diphtérie	10	»	
	Dysenterie	7	1	
PONTARLIER........	Pas d'épidémie.....	»	»	
Drôme.				
VALENCE	Fièvre typhoïde....	296	107	Origine hydrique et contagion.
	Variole...........	2	»	
	Scarlatine.........	28	3	
	Diphtérie.........	22	3	
	Dysenterie	6	1	
DIE.............	Fièvre typhoïde....	12	3	
	Scarlatine.........	7	»	
	Diphtérie	8	3	
MONTÉLIMAR	Fièvre typhoïde....	Inconnu.	Inconnu.	Épidémie d'origine hydrique.
NYONS.............	Fièvre typhoïde....	10	1	
	Variole...........	7	3	
	Scarlatine........	10	»	
Eure.				Pas de renseignements sur l'arr. de Louviers.
ÉVREUX...........	Varicelle.........	Inconnu.	»	Petite épidémie.
	Rougeole	—	»	Petites épidémies.
	Diphtérie.........	—	»	Cas disséminés.
LES ANDELYS	Fièvre typhoïde....	—	Inconnu.	2 petites épidémies d'origine hydrique.
BERNAY...........	Fièvre typhoïde....	—	—	Cas isolés.
	Varicelle.........	18	»	
	Oreillons..........	Cas nombreux.	»	
	Grippe	—	»	
	Diphtérie	Inconnu.	Inconnu.	Petites épidémies.
	Diarrhée infantile...	Cas nombreux.	—	
Eure-et-Loir.				
CHARTRES	Fièvre typhoïde....	10	»	Origine hydrique.
	Diphtérie.........	9	1	

DÉPARTEMENTS et ARRONDISSEMENTS	ÉPIDÉMIES	NOMBRE de CAS	NOMBRE de DÉCÈS	OBSERVATIONS
CHATEAUDUN.......	Pas d'épidémie.			
DREUX...........	—			
NOGENT-LE-ROTROU..	—			
Gard.				
ALAIS	Fièvre typhoïde....	17	4	
	Rougeole..........	147	7	
	Grippe............	250	12	
	Diphtérie	44	3	
LE VIGAN........	Fièvre typhoïde....	10	1	
	Rougeole	44	»	
	Coqueluche.......	138	»	
NIMES	Fièvre typhoïde....	4	1	
	Rougeole	62	3	
	Coqueluche.......	21	»	
	Grippe	68	»	
	Erysipèle.........	15	»	
UZÈS	Fièvre typhoïde....	33	9	
	Rougeole.........	91	3	
	Scarlatine........	7	»	
	Coqueluche.......	139	11	
	Diphtérie........	4	»	
Garonne (Hᵗᵉ-.)				
MURET..........	Fièvre typhoïde....	55	10	
	Rougeole..........	103	8	
	Scarlatine........	77	2	
	Grippe	Cas nombreux.	4	
SAINT-GAUDENS	Fièvre typhoïde....	Inconnu.	Inconnu.	Petites épid. bénignes.
	Rougeole..........	—	—	—
	Scarlatine........	—	—	—
	Grippe	—	—	—
VILLEFRANCHE......	Fièvre typhoïde....	—	—	—
	Scarlatine........	—	—	—
TOULOUSE.........	Fièvre typhoïde....	—	64	
	Variole...........	—	1	
	Rougeole..........	—	26	
	Scarlatine........	—	1	
	Coqueluche.......	—	3	
	Grippe	Cas très nombreux.	Inconnu.	

DÉPARTEMENTS et ARRONDISSEMENTS	ÉPIDÉMIES	NOMBRE de CAS	NOMBRE de DÉCÈS	OBSERVATIONS
Toulouse (Suite.)..	Diphtérie.........	Inconnu.	6	
	Fièvre puerpérale..	—	2	
Gers.				
Auch.............	Fièvre typhoïde....	15	3	Garnison.
	Rougeole et scarlatine	124	5	
	Grippe...........	919	29	
Condom..........	Fièvre typhoïde....	41	3	Origine hydrique.
	Scarlatine........	37	»	
	Grippe...........	497	3	
Lectoure........	Fièvre typhoïde....	41	5	Origine hydrique, contagion.
	Scarlatine........	19	»	
	Grippe...........	121	4	
	Dysenterie.......	4	1	
Lombez..........	Fièvre typhoïde....	35	8	Origine hydrique.
	Rougeole........	53	1	
	Scarlatine........	131	6	
	Grippe...........	101	17	
	Diphtérie........	3	»	
Mirande..........	Fièvre typhoïde....	3	1	
	Rougeole........	52	2	
	Scarlatine........	28	2	
	Grippe..........	318	16	
	Diphtérie........	39	7	
	Dysenterie.......	19	4	
Gironde.	Fièvre typhoïde....	Inconnu.	120	Origine hydrique (Rapport du Dr Vergely.)
	Rougeole........	—	13	
	Scarlatine........	—	12	
	Varioloïde........	14	»	
	Diphtérie........	Inconnu.	86	
	Dysenterie.......	33	4	
Hérault.				
Montpellier.......	Fièvre typhoïde....	93	Inconnu.	
	Varioloïde........	31	—	
	Scarlatine........	37	—	
	Diphtérie........	9	—	
Lodève..........	Fièvre typhoïde....	16	6	Garnison.
	Rougeole........	100	5	
	Coqueluche.......	50	1	

DÉPARTEMENTS et ARRONDISSEMENTS	ÉPIDÉMIES	NOMBRE de CAS	NOMBRE de DÉCÈS	OBSERVATIONS
Lodève *(Suite.)*	Grippe	250	9	
Béziers	Fièvre typhoïde	75	34	
	Rougeole	41	»	
	Rougeole et Coqueluche	100	2	
	Scarlatine	8	»	
	Variole	25	»	
Saint-Pons	Fièvre typhoïde	Inconnu.	Inconnu.	Cas isolés.
	Rougeole	—	—	Petites épidémies bé-nignes.
	Scarlatine	—	—	—
	Diphtérie	10	4	
Ille-et-Vilaine.				
Rennes	Fièvre typhoïde	Inconnu.	54	Rapport du Dr Bodin.
	Rougeole	—	23	
	Scarlatine	—	8	
	Coqueluche	—	7	
	Grippe	—	4	
	Diphtérie	—	25	
	Diarrhée infantile . .	—	12	
Fougères	Fièvre typhoïde	23	3	
	Variole	17	»	
	Scarlatine	232	4	
	Oreillons	25	»	
	Grippe . . . . . . : . . .	65	3	
	Diphtérie	87	15	
	Dysenterie	31	1	
Montfort	Fièvre typhoïde	28	4	
	Rougeole	40	»	
	Scarlatine	108	8	
	Coqueluche	136	2	
	Grippe	154	»	
	Diphtérie	43	1	
	Fièvre puerpérale . .	7	5	
Vitré	Fièvre typhoïde	11	1	
	Rougeole	364	»	
	Scarlatine	156	1	
	Coqueluche	33	»	
	Grippe	605	»	
	Diphtérie	121	17	
	Diarrhée infantile . . .	15	4	
Saint-Malo	Fièvre typhoïde	360	45	Origine hydrique, contagion.

DÉPARTEMENTS et ARRONDISSEMENTS	ÉPIDÉMIES	NOMBRE de CAS	NOMBRE de DÉCÈS	OBSERVATIONS
SAINT-MALO (*Suite.*).	Rougeole	46	»	
	Scarlatine.........	273	14	
	Coqueluche	136	»	
	Grippe	504	6	
	Diphtérie	13	4	
Indre.				
LA CHATRE........	Fièvre typhoïde....	Inconnu.	9	Rapport du Dr Chabenat pour La Châtre, rien pour les autres arrondissements.
	Varicelle..........	—	»	Petites épidémies.
	Scarlatine.........	—	»	Épidémies dans 15 communes.
	Diphtérie	—	1	
	Diarrhée infantile ..	—	2	
Jura.				
LONS-LE-SAUNIER...	Fièvre typhoïde....	70	Inconnu.	
	Scarlatine.........	8	—	
	Diphtérie	56	—	26 cas et 6 décès à Lons-le-Saunier.
SAINT-CLAUDE.....	Fièvre typhoïde....	39	9	
	Diphtérie	35	6	
DOLE............	Rougeole	150	15	
POLIGNY..........	Fièvre typhoïde.....	Inconnu.	Inconnu.	Cas isolés.
	Grippe	—	—	Épidémie bénigne.
	Diphtérie	—	—	2 petites épidémies.
Landes.				
DAX	Scarlatine.........	Inconnu.	Inconnu.	Pas de renseignements pour l'arrondissement de Mont-de-Marsan.
	Diphtérie	—	—	Quelques cas seulement.
SAINT-SEVER.......	Fièvre typhoïde....	15	2	Importée de Bordeaux.
Loir-et-Cher.				
BLOIS	Fièvre typhoïde....	60	12	Origine hydrique.
	Scarlatine.........	Inconnu.	Inconnu.	Cas nombreux.
	Coqueluche........	—	1	
	Grippe	—	24	Cas nombreux.
	Diphtérie	7	»	

DÉPARTEMENTS et ARRONDISSEMENTS	ÉPIDÉMIES	NOMBRE de CAS	NOMBRE de DÉCÈS	OBSERVATIONS
ROMORANTIN........	Fièvre typhoïde	52	7	Origine hydrique.
	Diphtérie	15	3	
VENDÔME..........	Fièvre typhoïde	125	20	
	Rougeole	Inconnu.	Inconnu.	Épidémies bénignes.
	Scarlatine........	—	—	—
	Oreillons.........	40	»	
Loire.				Pas de renseignements pour l'arrondissement de Montbrison.
SAINT-ÉTIENNE	Fièvre typhoïde....	38	8	
	Diphtérie	31	6	Rapport du Docteur Fleury.
ROANNE	Rougeole	Inconnu.	Inconnu.	Une petite épidémie.
Loire (Haute-).	Fièvre typhoïde	100	19	
	Rougeole.........	230	»	
	Scarlatine........	149	1	
	Coqueluche.......	27	»	
	Grippe	50	2	
	Diphtérie	33	9	
Loire-infre.				
NANTES	Fièvre typhoïde	214	61	Origine hydrique.
	Variole..........	6	»	
	Scarlatine........	53	2	
	Diphtérie	95	14	
	Diarrhée cholériforme.	3	1	
	Dysenterie	33	18	
ANCENIS..........	Fièvre typhoïde....	19	5	
	Diphtérie	2	»	
CHATEAUBRIANT.....	Fièvre typhoïde	3	»	
	Diphtérie	3	»	
	Dysenterie	70	15	
PAIMBŒUF........	Fièvre typhoïde....	9	»	
	Scarlatine........	4	»	
	Diphtérie	3	»	
	Dysenterie	3	»	
SAINT-NAZAIRE.....	Fièvre typhoïde	10	1	
	Scarlatine........	7	»	
	Diphtérie	19	3	

DÉPARTEMENTS et ARRONDISSEMENTS	ÉPIDÉMIES	NOMBRE de CAS	NOMBRE de DÉCÈS	OBSERVATIONS
Loiret.				Pas de renseignements pour les arrondissements d'Orléans, de Gien ni de Beaugency.
PITHIVIERS.........	Fièvre typhoïde	85	3	Plusieurs épidémies.
	Rougeole	Inconnu.	»	
	Scarlatine.........	38	»	
	Diphtérie	10	2	
MONTARGIS.........	Pas d'épidémie.....	»	»	
Lot-et-Garonne	Fièvre typhoïde	113	15	
	Rougeole	61	»	
	Scarlatine..........	40	2	
	Diphtérie	3	»	
	Dysenterie	179	17	
Lozère.	Fièvre typhoïde....	Inconnu.	Inconnu.	Cas isolés.
	Diphtérie	—	—	id.
Maine-et-Loire.	Fièvre typhoïde....	144	17	Dont 130 cas et 15 décès pour la commune de Chemillé.
	Scarlatine.........	17	»	
	Diphtérie	4	»	
	Fièvre puerpérale..	3	1	
Manche.				
AVRANCHES	Pas d'épidémie.....	»	»	
GRANVILLE	id.	»	»	
CHERBOURG........	Fièvre typhoïde	Inconnu.	Inconnu.	Épidémie de Cherbourg.
	Rougeole	10	3	Plusieurs petites épidémies.
COUTANCES........	Fièvre typhoïde....	Inconnu.	Inconnu.	
VALOGNES	Pas d'épidémie.....	—	—	
SAINT-LÔ..........	Rougeole	—	—	Plusieurs épidémies.
Marne.				
CHALONS	Scarlatine.........	Inconnu.	Inconnu.	Une petite épidémie.
	Diphtérie	—	—	Cas isolés.

DÉPARTEMENTS et ARRONDISSEMENTS	ÉPIDÉMIES	NOMBRE de CAS	NOMBRE de DÉCÈS	OBSERVATIONS
ÉPERNAY.........	Fièvre typhoïde....	180	15	Population civile et garnison, origine hydrique.
	Varioloïde.........	20	»	
SAINTE-MENEHOULD..	Rougeole	Inconnu.	Inconnu.	Petites épidémies.
	Scarlatine........	—	—	
VITRY-LE-FRANÇOIS..	Fièvre typhoïde....	26	4	
	Rougeole	Inconnu.	Inconnu.	Petites épidémies.
	Scarlatine........	—	—	
REIMS	Fièvre typhoïde....	280	54	Origine hydrique.
	Rougeole	50	1	
	Scarlatine........	54	3	
	Coqueluche	110	18	
	Diphtérie	21	5	
	Fièvre puerpérale...	Inconnu.	7	
Marne (H^{te}-).				
CHAUMONT	Fièvre typhoïde....	18	2	Origine hydrique.
	Diphtérie........	4	2	
LANGRES	Fièvre typhoïde....	Inconnu.	Inconnu.	Petites épid. sans gravité, d'origine hydrique.
	Diphtérie........	6	2	
	Dysenterie.......	52	2	
VASSY...........	Fièvre typhoïde....	69	8	
	Scarlatine.......	Inconnu.	1	Petites épidémies.
	Grippe	Cas nombreux.	8	
	Diphtérie........	66	6	
	Fièvre puerpérale ..	3	1	
Mayenne.				
LAVAL...........	Fièvre typhoïde....	24	Inconnu.	Plus. épid. bénignes.
	Rougeole	Inconnu.	—	
	Scarlatine........	7	»	
	Grippe..........	Cas nombreux.	Inconnu.	
	Diphtérie........	Inconnu.	—	Cas isolés.
MAYENNE.........	Fièvre typhoïde....	13	Inconnu.	
	Diphtérie........	8	—	
CHATEAU-GONTIER ..	Fièvre typhoïde....	Inconnu.	Inconnu.	Une petite épidémie.
	Varicelle.........	—	»	Plusieurs petites épid.
	Rougeole	—	»	
	Diphtérie	—	Inconnu.	Cas isolés.

7

DÉPARTEMENTS et ARRONDISSEMENTS	ÉPIDÉMIES	NOMBRE de CAS	NOMBRE de DÉCÈS	OBSERVATIONS
Meurthe-et-Moselle.	Fièvre typhoïde....	856	125	
	Varicelle.........	54	»	
	Rougeole	939	38	
	Scarlatine	288	12	
	Oreillons	55	»	
	Coqueluche	613	2	
	Grippe	308	30	
	Diphtérie	112	11	
	Diarrhée infantile..	281	41	
Meuse.				
COMMERCY	Fièvre typhoïde....	23	5	Origine hydrique.
	Scarlatine.........	15	1	
	Oreillons..........	20	»	
VERDUN.......	Fièvre typhoïde....	140	12	Origine hydrique et contagion.
	Scarlatine........	9	»	
	Diphtérie	3	»	
MONTMÉDY	Fièvre typhoïde....	Inconnu.	Inconnu.	2 petites épidémies.
BAR-LE-DUC........	Fièvre typhoïde....	26	14	Origine hydrique.(Rapport du Dr Ficatier.)
	Scarlatine........	29	1	
	Diphtérie	69	15	
	Diarrhée cholériforme.	9	»	
	Dysenterie	61	12	
Morbihan.				
LORIENT.........	Fièvre typhoïde....	286	44	
	Variole..........	23	3	
	Rougeole	1.839	200	
	Scarlatine........	131	17	
	Coqueluche.......	251	5	
	Grippe	20	4	
	Diphtérie	59	12	
	Suette...........	9	»	
	Dysenterie	150	26	
PONTIVY.........	Fièvre typhoïde....	113	29	
	Variole..........	15	»	
	Rougeole	795	90	
	Scarlatine........	5	1	
	Coqueluche	686	18	
	Diphtérie	127	41	
	Dysenterie	26	»	

DEPARTEMENTS et ARRONDISSEMENTS	ÉPIDÉMIES	NOMBRE de CAS	NOMBRE de DÉCÈS	OBSERVATIONS
PLOERMEL	Fièvre typhoïde....	49	7	
	Variole...........	11	»	
	Rougeole.........	50	1	
	Scarlatine........	411	3	
	Coqueluche.......	411	37	
	Grippe...........	305	21	
	Diphtérie........	29	7	
	Suette...........	4	2	
	Dysenterie.......	48	8	
VANNES	Fièvre typhoïde....	20	5	
	Rougeole.........	196	33	
	Scarlatine........	20	6	
	Coqueluche.......	56	»	
	Grippe...........	43	18	
	Diphtérie........	1	»	
	Suette...........	3	»	
	Dysenterie.......	11	»	
Nièvre.	Fièvre typhoïde....	56	»	Pas de renseignements pour l'arr\[t\]. de Clamecy.
	Diphtérie.........	83	3	
	Diarrhée cholériforme.	2	»	
	Dysenterie........	2	»	
Nord.				
DUNKERQUE	Fièvre typhoïde....	101	8	Origine hydrique et contagion.
	Variole...........	6	1	
	Scarlatine........	49	»	
	Diphtérie........	Inconnu.	3	
DOUAI	Fièvre typhoïde....	29	6	
	Scarlatine........	68	»	
	Diphtérie........	38	10	
	Dysenterie........	5	4	
	Fièvre puerpérale...	6	1	
HAZEBROUCK	Fièvre typhoïde....	25	8	Origine hydrique. Plusieurs épidémies bénignes.
	Rougeole.........	Inconnu.	»	
	Rougeole et Oreillons.	—	»	Une petite épidémie.
VALENCIENNES	Fièvre typhoïde....	—	2	
	Rougeole.........	—	5	
	Coqueluche.......	—	5	
	Diphtérie........	67	7	
CAMBRAI	Fièvre typhoïde....	20	5	
	Rougeole.........	720	»	

DÉPARTEMENTS et ARRONDISSEMENTS	ÉPIDÉMIES	NOMBRE de CAS	NOMBRE de DÉCÈS	OBSERVATIONS
CAMBRAI *(Suite.)* . . .	Scarlatine	17	»	
	Coqueluche	186	»	
	Diphtérie	27	3	
AVESNES	Fièvre typhoïde . . .	53	5	Origine hydrique.
	Diphtérie	2	»	
LILLE	Fièvre typhoïde	86	32	Rapport du Dr Gorez.
	Rougeole	Inconnu.	153	
	Scarlatine	—	8	
	Diphtérie	—	60	
	Fièvre puerpérale . . .	—	54	
Pas-de-Calais.				
BÉTHUNE	Fièvre typhoïde	229	23	Origine hydrique et contagion.
	Rougeole	474	6	
	Scarlatine	54	1	
	Coqueluche	455	4	
	Diphtérie	21	5	
	Diarrhée cholériforme.	7	»	
BOULOGNE	Fièvre typhoïde	81	Inconnu.	
	Variole	17	»	16 varioloïdes.
	Rougeole	146	4	
	Scarlatine	347	Inconnu.	
	Diphtérie	23	1	
	Fièvre puerpérale . . .	5	Inconnu.	
CALAIS	Fièvre typhoïde	15	3	
	Variole	1	»	
	Rougeole	Inconnu.	20	
	Scarlatine	54	1	
	Coqueluche	Inconnu.	7	
	Grippe	—	Inconnu.	Cas nombreux.
	Diphtérie	21	5	
	Fièvre puerpérale . . .	3	2	
MONTREUIL-SUR-MER.	Fièvre typhoïde	14	2	Origine hydrique. Petites épidémies.
	Rougeole	Inconnu.	»	
	Scarlatine	—	»	
	Coqueluche	Cas nombreux.	»	
	Diphtérie	8	4	
ARRAS	Fièvre typhoïde	100	Inconnu.	
	Varicelle	18	»	
	Rougeole	204	»	
	Scarlatine	137	4	
	Coqueluche	28	»	

DÉPARTEMENTS et ARRONDISSEMENTS	ÉPIDÉMIES	NOMBRE de CAS	NOMBRE de DÉCÈS	OBSERVATIONS
ARRAS (Suite.)	Diphtérie	14	4	
	Fièvre puerpérale. . .	4	1	
SAINT-OMER	Fièvre typhoïde. . . .	24	4	
	Rougeole	Cas nombreux.	»	
	Scarlatine.	143	3	
	Diphtérie	19	11	
Puy-de-Dôme.				
CLERMONT - FERRAND (plaine).	Pas d'épidémie.			
CLERMONT - FERRAND (montagne).	Fièvre typhoïde. . . .	21	6	Origine hydrique.
AMBERT.	Pas d'épidémie.			
ISSOIRE	Fièvre typhoïde	24	4	
THIERS.	Scarlatine	105	7	
	Coqueluche	161	7	
	Diphtérie	5	2	
RIOM (plaine)	Fièvre typhoïde. . . .	113	23	Origine hydrique le plus souvent. Petites épidémies.
	Scarlatine.	Inconnu.	»	—
	Oreillons.	—	»	
	Grippe	—	»	
	Diphtérie	120	23	
RIOM (montagne). . .	Fièvre typhoïde	50	4	Origine hydrique.
	Rougeole.	50	»	
	Rougeole et Coqueluche	200	7	
	Diphtérie	9	4	
Pyrénées (H^{tes.})				
ARGELÈS-GAZOST	Fièvre typhoïde. . . .	119	9	Origine hydrique.
BAGNÈRES	Fièvre typhoïde. . . .	29	»	Origine hydrique ou contagion.
TARBES	Fièvre typhoïde	24	2	
	Variole.	5	»	
	Varicelle.	23	»	
Pyrénées-Orientales.	Fièvre typhoïde. . . .	40	14	
	Variole.	11	5	
	Rougeole	27	2	
	Scarlatine.	18	4	

DÉPARTEMENTS et ARRONDISSEMENTS	ÉPIDÉMIES	NOMBRE de CAS	NOMBRE de DÉCÈS	OBSERVATIONS
Pyrénées-Or. (Suite).	Diphtérie.........	6	2	
	Dysenterie........	9	»	
	Fièvre puerpérale...	1	1	
Saône-et-Loire.				
	Fièvre typhoïde	86	15	Rapp^t. du Dr Boquin.
	Variole...........	5	»	Rien pour les autres
	Varicelle..........	40	»	arrondissements.
	Rougeole	460	1	
Autun............	Scarlatine.........	131	10	
	Coqueluche	Inconnu.	8	
	Grippe	Cas nombreux.	Inconnu.	
	Diphtérie.........	91	24	
	Diarrhée infantile et dysenterie.........	Inconnu.	119	
	Fièvre puerpérale..	8	8	
Sarthe.				
	Fièvre typhoïde....	18	1	Origine hydrique.
Le Mans..........	Infection causée par des perruches....	8	3	
	Scarlatine.........	58	1	
Mamers,..........	Pas d'épidémie	»	»	
La Flèche........	Fièvre typhoïde....	6	»	
	Diphtérie.........	6	3	
Saint-Calais......	Charbon..........	1	»	
Savoie.				
	Fièvre typhoïde....	90	12	
	Varicelle..........	18	»	
Chambéry	Rougeole	Cas nombreux.	»	
	Scarlatine	200	4	
	Coqueluche	Cas nombreux.	»	
	Diphtérie.........	7	2	
Albertville.......	Scarlatine.........	35	4	
	Diphtérie.........	23	4	
Moutiers	Rougeole	95	»	
	Grippe	25	»	
Saint-Jean-de-Mau-rienne..........	Fièvre typhoïde....	115	13	
	Rougeole	31	»	
	Scarlatine.........	61	»	

DÉPARTEMENTS et ARRONDISSEMENTS	ÉPIDÉMIES	NOMBRE de CAS	NOMBRE de DÉCÈS	OBSERVATIONS
SAINT-JEAN-DE-MAURIENNE (Suite.)....	Oreillons	Cas nombreux.	»	
	Coqueluche	—	3	
	Diphtérie	15	4	
Savoie (Hte-).				
ANNECY	Fièvre typhoïde....	27	3	Origine hydrique.
	Scarlatine.........	15	»	
BONNEVILLE........	Fièvre typhoïde....	46	13	Origine hydrique.
	Scarlatine.........	8	»	
	Coqueluche	80	22	
	Diphtérie	37	12	
SAINT-JULIEN	Fièvre typhoïde....	12	2	
	Scarlatine.........	6	»	
THONON...........	Fièvre typhoïde....	31	2	
	Varioloïde	12	»	
	Varicelle	16	»	
	Diphtérie	7	1	
Seine-Infre.				
ROUEN.	Fièvre typhoïde....	Inconnu.	72	Rappt du Dr Pennetier.
	Variole..........	—	3	
	Rougeole	—	87	
	Scarlatine........-	—	12	
	Coqueluche	—	39	
	Diphtérie	—	42	
	Diarrhée cholériforme.	—	41	
	Athrepsie, diarrhée, gastro-entérite ...	—	1.154	
	Dysenterie	—	8	
	Fièvre puerpérale ..	—	12	
LE HAVRE	Fièvre typhoïde....	460	118	Rappt du Dr Frottier.
	Rougeole	Inconnu.	83	
	Scarlatine.........	313	1	
	Coqueluche	Inconnu.	58	
	Diphtérie	100	23	
	Diarrhée infantile..	Inconnu.	750	
	Fièvre puerpérale ..	—	16	
DIEPPE	Fièvre typhoïde....	—	Inconnu.	A Dieppe 25 cas et 5 décès.
	Scarlatine.........	—	—	
	Diphtérie	—	—	A Dieppe 7 décès.
NEUFCHATEL	Fièvre typhoïde	—	—	Petites épid. bénignes.

DÉPARTEMENTS et ARRONDISSEMENTS	ÉPIDÉMIES	NOMBRE de CAS	NOMBRE de DÉCÈS	OBSERVATIONS
NEUFCHATEL *(Suite.)*.	Rougeole	Inconnu.	Inconnu.	Petites épid. bénignes.
	Scarlatine..........	—	—	—
	Diphtérie..........	—	—	—
YVETOT..........	Fièvre typhoïde	—	—	—
	Rougeole	—	—	—
	Diarrhée cholériforme.	—	—	—
Seine-et-Marne.				
COULOMMIERS	Fièvre typhoïde	22	2	Origine hydrique.
	Variole..........	6	»	
	Rougeole	140	»	
	Scarlatine..........	50	1	
	Coqueluche	173	1	
	Diphtérie..........	23	3	
FONTAINEBLEAU	Fièvre typhoïde	65	25	Origine hydrique probable.
	Varioloïde..........	46	2	
	Rougeole	234	»	
	Scarlatine..........	22	2	
	Oreillons..........	62	»	
	Diphtérie..........	14	3	
MEAUX	Fièvre typhoïde	86	33	
	Varicelle..........	12	»	
	Rougeole	228	»	
	Scarlatine..........	52	1	
	Coqueluche	137	»	
	Diphtérie..........	13	5	
MELUN..........	Fièvre typhoïde....	38	10	Origine hydrique et contagion.
	Varicelle..........	8	»	
	Rougeole	152	»	
	Scarlatine..........	113	»	
	Diphtérie..........	28	2	
	Diarrhée infantile..	40	4	
PROVINS..........	Fièvre typhoïde....	25	4	Origine hydrique.
	Rougeole	16	»	
	Scarlatine........	3	»	
	Coqueluche........	61	»	
	Diphtérie..........	37	5	
Deux-Sèvres.				
MELLE..........	Fièvre typhoïde....	102	20	
	Scarlatine..........	8	3	

DÉPARTEMENTS et ARRONDISSEMENTS	ÉPIDÉMIES	NOMBRE de CAS	NOMBRE de DÉCÈS	OBSERVATIONS
MELLE (Suite.)	Diphtérie	6	2	
	Dysenterie	5	4	
BRESSUIRE	Fièvre typhoïde	15	5	Origine hydrique.
	Rougeole	13	»	
	Scarlatine	28	3	
	Diphtérie	9	»	
NIORT	Fièvre typhoïde	473	37	Origine hydrique. Épid. de Saint-Maixent.
	Grippe	Cas nombreux.	Inconnu.	
PARTHENAY	Fièvre typhoïde	Inconnu.	—	Cas isolés.
	Rougeole	—	—	Épidémies bénignes.
	Grippe	—	—	—
	Diphtérie	—	—	
Somme.				
AMIENS	Fièvre typhoïde	262	46	Origine hydrique et contagion.
	Varioloïde ou vari-celle	28	»	
	Scarlatine	156	2	
	Diphtérie	37	3	
ABBEVILLE	Fièvre typhoïde	12	»	Une petite épidémie.
	Rougeole	Inconnu.	»	
	Scarlatine	8	1	
	Diphtérie	12	1	
DOULLENS	Fièvre typhoïde	19	5	
	Varicelle	19	»	
	Rougeole	280	»	
	Scarlatine	12	»	
	Coqueluche	150	10	
	Diphtérie	5	»	
MONTDIDIER	Rougeole	205	»	
	Scarlatine	14	»	
	Oreillons	10	»	
	Diphtérie	2	2	
PÉRONNE	Fièvre typhoïde	18	2	
	Rougeole	236	»	
	Scarlatine	12	1	
Tarn.				
ALBI	Fièvre typhoïde	8	5	Origine hydrique.
	Rougeole	49	1	

DÉPARTEMENTS et ARRONDISSEMENTS	ÉPIDÉMIES	NOMBRE de CAS	NOMBRE de DÉCÈS	OBSERVATIONS
ALBI (Suite.)	Dysenterie	50	2	
CASTRES	Fièvre typhoïde	6	2	Origine hydrique.
	Scarlatine	40	1	
GAILLAC	Fièvre typhoïde	19	5	Origine hydrique et contagieuse.
	Dysenterie	53	7	
LAVAUR	Fièvre typhoïde	16	»	Origine hydrique.
Tarn-et-Garonne.				
CASTELSARRASIN	Fièvre typhoïde	7	Inconnu.	
	Scarlatine	20	—	
	Diphtérie	1	—	
	Dysenterie	4	—	
MOISSAC	Fièvre typhoïde	7	2	Origine hydrique. Manquent les renseignements pour plusieurs cantons.
	Scarlatine	20	1	
	Dysenterie	Inconnu.	Inconnu.	
MONTAUBAN	Rougeole	—	—	
	Diphtérie	10	4	Plusieurs petites épid.
Var.				
TOULON	Fièvre typhoïde	Inconnu.	129	Origine hydrique. (Rapport du Dr Guiol.)
	Variole	—	7	
	Rougeole	—	57	
	Grippe	—	24	
	Diphtérie	—	43	
	Fièvre puerpérale	—	6	
AUTRES ARRONDISSEMENTS DU VAR	Fièvre typhoïde	—	64	
	Variole	—	3	
	Rougeole	—	15	
	Grippe	—	7	
	Diphtérie	—	20	
	Fièvre puerpérale	—	3	
Vendée.				
FONTENAY-LE-COMTE	Fièvre typhoïde	22	4	
	Scarlatine	9	1	
	Diphtérie	8	2	
SABLES D'OLONNE	Fièvre typhoïde	34	6	Origine hydrique.
	Varicelle	80	»	

DÉPARTEMENTS et ARRONDISSEMENTS	ÉPIDÉMIES	NOMBRE de CAS	NOMBRE de DÉCÈS	OBSERVATIONS
Sables d'Olonne (Suite.)	Rougeole.........	117	10	
	Diphtérie.........	63	.9	
	Diarrhée infantile..	36	6	
La Roche-sur-Yon.	Fièvre typhoïde....	59	30	Origine hydrique.
Vienne.				
Poitiers.........	Fièvre typhoïde....	30	8	
	Diphtérie.........	80	20	
Chatellerault	Fièvre typhoïde....	15	5	Origine hydrique.
	Scarlatine.........	Cas nombreux.	»	
	Coqueluche	—	»	
	Diphtérie.........	20	6	
	Dysenterie	20	»	
Civray..........	Fièvre typhoïde....	21	2	Contagion.
	Scarlatine.........	1	1	
	Diphtérie.........	8	3	
Loudun..........	Fièvre typhoïde....	25	3	
	Coqueluche	Cas nombreux.	»	
	Grippe..........	—	»	
	Diphtérie.........	4	1	
Yonne.				
Auxerre	Fièvre typhoïde....	78	4	Origine hydrique.
	Scarlatine........	35	»	
Joigny	Fièvre typhoïde....	10	»	
	Scarlatine........	6	»	
Sens...........	Fièvre typhoïde....	76	11	
Avallon.........	Fièvre typhoïde....	4	2	
	Grippe	Cas nombreux.	4	
	Angine...........	20	2	
Tonnerre........	Rougeole	Inconnu.	»	Petites épidémies.
	Coqueluche	—	»	—
	Grippe..........	Cas nombreux.	»	

III·

MALADIES ÉPIDÉMIQUES OBSERVÉES AUX COLONIES.

L'Académie a reçu de nombreux et importants travaux concernant les maladies endémiques ou épidémiques dans nos colonies.

M. le Dr Kermorgant, inspecteur général du corps de santé des colonies, a rédigé, sur l'état sanitaire de chacune de nos colonies autres que l'Algérie, d'excellentes notices et il a résumé les résultats de ses recherches dans deux chapitres intitulés : Maladies épidémiques qui ont régné dans les colonies françaises au cours de l'année 1898, et Considérations sur les maladies endémiques qui ont sévi dans les colonies françaises en 1898 et sur le paludisme en particulier.

J'aurai l'occasion de citer, au cours de ce chapitre, d'autres travaux encore de M. Kermorgant, ainsi que des travaux très intéressants qui ont été envoyés par des médecins d'Algérie sur le typhus exanthématique en particulier.

1° *Paludisme.* — Le relevé des décès survenus par suite de maladies endémiques dans les établissements hospitaliers de nos colonies (moins l'Algérie), pendant l'année 1898, donne, en ce qui concerne les Européens, les résultats suivants :

Paludisme .... 541 décès.
Dysenterie 116   —
Diarrhée 90   —
Hépatite 40   —

Le paludisme a donc produit un nombre de décès qui dépasse le double du total des décès dus aux autres maladies endémiques.

Les décès dus au paludisme se répartissent comme il suit : Martinique 3 décès, Guadeloupe 1, Sénégal 6, Soudan 21, Dahomey 4, Congo 2, Madagascar 101, Réunion 1, Cochinchine 11, Annam-

Tonkin 91, Inde 2, Guyane 298 décès dont 287 pour le personnel pénal et 11 pour le personnel libre. A la Nouvelle-Calédonie, le paludisme n'a occasionné aucun décès.

On voit que l'endémie palustre continue à présenter à Madagascar et à la Guyane beaucoup de gravité. Le personnel pénal à la Guyane a été frappé dans des proportions qui appellent d'autant plus l'attention, qu'à la Nouvelle-Calédonie il échappe complètement au paludisme.

D'après M. Kermorgant les causes de la fréquence des maladies endémiques chez nos soldats aux colonies sont les suivantes :

1° Les soldats qu'on envoie dans les colonies sont trop jeunes, ils sont encore dans la période de croissance et ils ne peuvent pas faire en même temps les frais de l'acclimatement.

2° La relève ne se fait pas toujours au moment le plus propice, c'est-à-dire pendant la bonne saison ; on voit fondre rapidement les effectifs qui arrivent dans les régions tropicales pendant la saison des pluies.

3° On ne se montre pas assez sévère dans le choix du soldat colonial ; il est indispensable de rejeter du service colonial tous les hommes qui présentent une tare quelconque.

Les troupes indigènes paient aux maladies endémiques un tribut moins lourd que les troupes européennes, mais c'est à la condition qu'elles soient employées dans le pays où elles ont été levées. Transplantés hors de leur pays d'origine les indigènes offrent souvent aux maladies endémiques aussi peu de résistance que les Européens ; les tirailleurs sénégalais font une heureuse exception à cette règle. Il y a lieu, conclut M. Kermorgant, de recourir pour les indigènes au recrutement régional.

On peut espérer que l'organisation de l'armée coloniale fera disparaître quelques-unes des causes de maladie sur lesquelles les médecins militaires ont appelé depuis longtemps l'attention et que le nombre des victimes que les maladies des pays chauds font chaque année, parmi nos soldats, sera moins grand dans l'avenir que par le passé.

M. le Dr E. Lafforgue a étudié les manifestations aiguës du

paludisme dans l'Oued-Rir (Algérie). Il constate que le paludisme existe partout où l'on rencontre des eaux croupissantes et aussi des moustiques, mais sans indiquer les espèces de moustiques qui existent dans les localités où règne l'endémie palustre. A Tuggurt, des travaux qui ont fait disparaître d'anciens fossés, remplis d'eau stagnante, ont produit une amélioration très notable au point de vue du paludisme.

M. Lafforgue a observé souvent le paludisme chez les indigènes de l'Oued-Rir, des accidents pernicieux ont même été notés cinq fois chez des malades indigènes.

D'après le Dr Lafforgue, il existerait dans l'Oued-Rir des fièvres continues qui ne sont ni palustres ni typhoïdes. Il ne m'est pas possible de me prononcer sur la nature des fièvres observées par M. Lafforgue dans l'Oued-Rir, mais comme ce confrère met en doute qu'il faille rattacher au paludisme les fièvres qui, depuis Maillot, sont décrites sous le nom de continues palustres, je crois utile d'affirmer une fois de plus l'existence des continues palustres et de dire que les beaux travaux de Maillot sur la nature de ces fièvres ont été pleinement confirmés par les recherches modernes. On trouve dans le sang des malades atteints de ces fièvres continues le microbe du paludisme, mais sa recherche est souvent difficile, attendu qu'il s'agit d'ordinaire de formes parasitaires très petites renfermant peu ou pas de pigment.

M. le Dr Lafforgue a constaté les bons effets de la quinine administrée préventivement contre le paludisme.

Dans un rapport sur les épidémies observées dans la commune mixte de Maadid (Constantine), pendant les années 1897, 1898 et 1899, M. le Dr Bouton signale une endémo-épidémie palustre très sévère à Bordj-bou-Arreridj en 1899. Comme causes de cette épidémie il indique : des travaux de terrassement exécutés en été, la formation de marécages sur des points où l'écoulement des eaux n'était pas assuré, la création de jardins autour des maisons. Ce sont là les conditions classiques du développement du paludisme et il est regrettable qu'en Algérie, où l'on devrait avoir à cet égard une grande expérience, on ne sache pas mieux les éviter.

M. le Dr Laffage a adressé à l'Académie un travail qui a pour titre : *La circonscription de Dra-el-Mizan au point de vue épidémique : de l'ulcère malarique.* En 1897, une enquête a montré que, dans le département d'Alger, 636 personnes étaient atteintes d'ulcères, dont 540 récidives chez des indigènes. Les malades étaient presque tous d'anciens convoyeurs de Madagascar. M. le Dʳ Laffage, qui a observé un certain nombre de ces ulcères chez des palustres revenant de Madagascar, propose de les appeler *ulcères malariques.* La cachexie palustre peut favoriser la formation d'ulcères et en retarder la guérison, mais le paludisme, par lui-même, ne donne jamais lieu à la formation d'ulcères, la dénomination d'*ulcère malarique* ne peut donc pas être adoptée. Les conditions déplorables dans lesquelles se sont trouvés à Madagascar les convoyeurs kabyles expliquent bien la fréquence des ulcères, la plupart de ces hommes étaient atteints de cachexie produite par le paludisme, la fatigue et la misère, et chez ces malades, toutes les plaies, toutes les piqûres d'insectes avaient de la tendance à se transformer en ulcères persistants.

M. le Dʳ Kermorgant, dans une note d'un grand intérêt, fait connaître les résultats remarquables qui ont été obtenus de l'emploi des injections hypodermiques massives de sérum artificiel dans le traitement de la fièvre bilieuse hémoglobinurique. Cette médication a été préconisée par le Dʳ P. Gouzien, médecin principal des colonies, et elle est employée depuis trois ans, avec un succès constant, dans les formations sanitaires du Dahomey. « Depuis trois années que le traitement par les injections hypodermiques de sérum a été institué, il ne s'est produit, écrit M. Kermorgant, aucun décès sur plus de 50 cas traités dans les hôpitaux de cette colonie. »

La bilieuse hémoglobinurique est une des maladies les plus redoutables pour les Européens dans beaucoup de régions des pays chauds, les résultats obtenus, par M. le Dʳ Gouzien, à l'aide du traitement très simple et inoffensif qu'il préconise, doivent attirer l'attention ; il y aura lieu de mettre ce traitement à l'épreuve dans tous les pays où règne la bilieuse hémoglobinurique.

2° *Fièvre typhoïde.* — La fièvre typhoïde était rare en Algérie au début de l'occupation française ; c'était même là le principal argument de Boudin, quand il soutenait qu'il y avait antagonisme entre le paludisme et la fièvre typhoïde. Depuis nombre d'années la fièvre typhoïde est devenue aussi commune en Algérie, au moins dans les grands centres, que dans les villes de France.

La fièvre typhoïde a donné lieu en 1899 à une épidémie grave dans la garnison de Constantine. M le Dr A. Billet a envoyé à l'Académie une relation très complète de cette épidémie. Le 13e d'artillerie a été atteint dans une proportion beaucoup plus forte que les autres corps de la garnison. D'après l'enquête qui a été poursuivie avec beaucoup de soin par M. Billet, l'eau de boisson ne paraît pas pouvoir être incriminée ; il faudrait attribuer l'épidémie aux causes d'insalubrité qui ont été relevées au voisinage du casernement des hommes du 13e d'artillerie et à la contagion qui a été favorisée par un certain degré d'encombrement dans ce casernement.

M. le Dr Rouget a envoyé une très bonne étude sur la fièvre typhoïde à l'hôpital du Dey (Alger), en 1897-1898, et en particulier sur le séropronostic de la fièvre typhoïde.

L'épidémie observée sur la garnison de Sfax (Tunisie) par M. le Dr Descosse a présenté quelques particularités intéressantes.

Sur 32 cas de fièvre constatés dans la garnison de Sfax pendant cette épidémie il y en a eu 21 chez des indigènes dont 3 de race nègre, et sur 3 décès il y en a eu 2 d'indigènes. La population civile a été également atteinte, mais dans une proportion moindre que la garnison.

Dans les épidémies de fièvre typhoïde qui sévissent en Algérie ou en Tunisie, les troupes indigènes sont épargnées d'ordinaire, ou du moins elles fournissent beaucoup moins de malades que les troupes composées de Français ; la petite épidémie relatée par M. Descosse ferait donc exception à la règle.

La contagion a joué le principal rôle dans la propagation de la maladie, la fièvre a été importée à Sfax par de nouveaux engagés indigènes ; 4 infirmiers, dont 3 affectés spécialement au traitement des typhoïdiques, ont été atteints. En raison de cette étiologie et de la prédilection de la maladie pour les indigènes, le diagnostic de typhus aurait dû être discuté, d'autant plus que la durée ordinaire de la maladie a été de 14 jours (durée du typhus) et que, dans plusieurs cas, il y a eu une éruption abondante et *pétéchiale*; le sérodiagnostic a été positif il est vrai dans la plupart des cas. Peut-être s'agissait-il d'une épidémie mixte de fièvre typhoïde et de typhus.

3° *Typhus exanthématique.* — C'est un fait bien connu de tous les médecins qui ont exercé en Algérie que le typhus, depuis les grandes épidémies auxquelles il a donné lieu dans cette colonie, est resté endémique. Chaque année les médecins militaires ou les médecins de colonisation observent des cas de typhus dans les douars ou dans les habitations insalubres des Juifs indigènes. En 1899, plusieurs petites épidémies de typhus exanthématique ont été constatées en Algérie.

M. le Dr Schwartz signale deux petites épidémies de typhus qui ont sévi en 1899 sur les indigènes de la commune mixte d'Aïn-el-Ksar (Constantine). La première de ces épidémies n'a atteint que 14 personnes et n'a fait que 4 victimes. Des mesures énergiques rapidement prises pour l'isolement des malades et la désinfection ont permis de circonscrire le foyer. Dans la deuxième épidémie, le typhus s'étant montré en même temps dans plusieurs douars, les mesures de préservation n'ont pu être aussi efficaces; le nombre des cas a été de 98 et celui des décès de 15. La création d'une ambulance dans laquelle tous les typhiques étaient transportés a rendu de grands services.

Les douars les plus misérables de la commune d'Aïn-el-Ksar sont, comme toujours, les foyers dans lesquels se conserve le germe du typhus. Les indigènes de ces douars n'ont qu'une nourriture grossière et insuffisante, ils vivent dans des conditions d'encombrement et de malpropreté déplorables; les mendiants, les vagabonds, servent à propager le mal.

M le Dr Dommartin a observé à Sétif une petite épidémie de typhus qui s'est localisée à 3 maisons et à 3 familles israélites

9

vivant dans des conditions de malpropreté repoussantes; il y a eu 12 cas et 2 décès. Des précautions minutieuses ont été prises pour isoler les malades et c'est certainement à ces précautions que l'on doit attribuer la limitation de l'épidémie.

Cette persistance des germes du typhus en Algérie est très importante à noter; les médecins algériens doivent veiller avec soin, afin d'éteindre rapidement les petits foyers qui se rallument sans cesse, l'exemple donné par MM. Schwartz et Dommartin nous montre qu'ils s'acquittent avec beaucoup de zèle et de dévouement de cette tâche. Espérons que les années de disette ne reviendront pas pour l'Algérie, car il serait alors très difficile de s'opposer à une nouvelle expansion épidémique du typhus exanthématique.

4° *Variole.* — M. le Dr Bouton a observé une grave épidémie de variole dans la commune mixte de Maadid (Constantine). Dans les douars voisins de Bordj-bou-Arreridj, il y a eu 704 cas de variole et 55 décès par cette cause; sur les 704 cas, 2 seulement ont été constatés chez des Européens.

M. le Dr Schwartz, médecin de colonisation de la commune mixte d'Aïn-el-Ksar, a relevé, en 1899, 33 cas de variole chez les indigènes, et 7 décès par cette cause, mais les cas de variole ont été, dit-il, beaucoup plus nombreux, les indigènes cachant les cas de maladie et les décès qui attireraient l'attention de l'autorité.

Les indigènes de l'Algérie, loin d'éviter la variole, cherchent à la faire contracter à leurs enfants; ils sont convaincus, en effet, que tout le monde doit avoir cette maladie et qu'il vaut mieux l'avoir quand on est jeune. Il n'est pas rare que l'on fasse coucher des enfants à côté de varioleux pour qu'ils contractent la maladie; quand ce moyen ne réussit pas, on pratique des inoculations avec le pus des pustules varioliques.

MM. Bouton et Schwartz demandent que la pratique de la variolisation soit interdite et que la vaccination et la revaccination deviennent obligatoires.

J'estime pour ma part que la vaccination et la revaccination ne sauraient être déclarées obligatoires en Algérie, alors qu'elles ne le sont pas en France ; en attendant une loi dont la nécessité s'impose, je crois qu'en Algérie il serait possible d'agir sur les chefs, très respectés en général, des indigènes pour faire abandonner la pratique désastreuse de la variolisation et pour lui substituer celle de la vaccination.

La variole existe à Madagascar à un degré tel, qu'elle constitue, écrit M. le D' Kermorgant, un danger pour l'avenir de la population ; elle sévit sur le plateau central, en Emyrne, beaucoup plus que sur les côtes.

En juillet 1898, une épidémie grave de variole a régné à Tananarive et dans les villages voisins, 700 varioleux ont été reçus à l'hôpital malgache et il y a eu 95 décès. Dans la population blanche (civile et militaire) il n'y a eu que 4 cas.

Un institut vaccinogène a été créé à Tananarive, ce qui permet d'espérer que la variole deviendra moins fréquente.

5° *Diphtérie.* — M. le D' Schieffer a observé à Beni-Saf (Oran) une épidémie de diphtérie pendant le 2ᵉ semestre de l'année 1899.

Le nombre des malades s'est élevé à 95. Dans 92 cas, la diphtérie a atteint des enfants âgés de 1 à 14 ans, dans 3 cas seulement, des adultes. La répartition par race ou nationalité a été la suivante : Français 9 cas, Espagnols 85, indigène 1. Comme le fait remarquer le D' Schieffer, la rareté de la diphtérie chez les indigènes est surprenante. Il y a eu 4 décès ; 3 malades ont succombé à la suite de troubles cardiaques.

Les injections de sérum ont donné de bons résultats. Des injections préventives ont été faites chez les enfants vivant en contact avec des malades dont l'isolement n'était pas possible. La création d'une ambulance spéciale dans laquelle étaient transportés tous les diphtériques a mis fin à l'épidémie.

6° *Peste.* — En 1898 et 1899, la peste à bubons a été observée dans deux de nos colonies : en Annam et à Madagascar. M. Kermorgant a résumé l'histoire de ces petites épidémies dans un travail cité plus haut.

En Annam, la peste a sévi à Ngha-Trang, où elle a été importée par des jonques chinoises venant de Canton et d'Haïnan ; l'histoire de cette petite épidémie observée et décrite par M. le Dr Yersin est bien connue.

Les premiers cas de peste à Madagascar ont été constatés à la fin du mois de novembre 1898, à Tamatave ; ils se sont produits sur des ouvriers qui manipulaient des sacs de riz. Il y a eu, à Tamatave, 288 cas de peste et 197 décès ; les Européens, dont l'hygiène est beaucoup meilleure que celle des indigènes, ont été frappés dans une très faible proportion : 5 cas seulement et 1 décès ; 20 malades ont été traités par le sérum préparé à l'Institut Pasteur : il y a eu pour cette série 55 pour 100 de guérisons. Le sérum a été employé également à titre préventif à la dose de 10 centimètres cubes chez les individus les plus exposés à la contagion ; aucune des personnes ainsi inoculées n'a été atteinte, mais il faut ajouter qu'il s'agissait d'Européens et que les Européens ont montré, d'une façon générale, une grande résistance.

En 1899, la peste a reparu à Tamatave ; il n'y a eu cette fois que 52 cas et 42 décès ; cet heureux résultat est dû sans contredit aux excellentes mesures qui ont été prises pour empêcher la propagation de la peste par voie de terre aussi bien que par voie de mer.

M. le Dr Kermorgant a rédigé une excellente instruction pour les colonies sur les mesures à prendre en cas de peste. (*Annales d'hygiène et de médecine coloniales*, 1900) ; il a aussi adressé à l'Académie un travail manuscrit sur les mesures prises à Tamatave et à Antsirane (Madagascar) contre la peste en 1899.

M. le Dr Matignon, médecin de la légation de France à Pékin, a envoyé deux travaux très intéressants sur la peste en Chine : *La peste bubonique en Mongolie* et *Note sur quatre nouveaux foyers de peste en Mongolie et en Mandchourie*.

M. le Dr Matignon faisait partie de cette petite troupe d'Européens qui a subi avec héroïsme le siège des légations à Pékin, je suis heureux de pouvoir citer ici le nom de notre confrère, en constatant qu'il a échappé à tous les dangers de ce long siège.

Les faits signalés par M. Matignon m'ont paru mériter de trouver place dans ce rapport, bien qu'il ne s'agisse pas d'épidémies observées dans nos colonies. Une armée internationale, dans laquelle l'armée française est fortement représentée, occupe en ce moment une partie du Tchi-Li, des troupes russes sont en Mandchourie; il est donc très important d'être renseigné sur la répartition des foyers de peste en Chine.

La peste a fait sa réapparition dans les provinces du sud de la Chine en 1893; depuis lors, écrit M. Matignon, elle se montre tous les ans avec régularité; elle a été signalée à Mongtzé, à Pakoï, à Lien-chow, à Canton; en 1894, l'épidémie a été particulièrement grave à Hong-Kong et à Amoy. Macao, les îles d'Haïnan et de Formose et toute la région côtière de la Chine, du golfe du Tonkin à la vallée du Yang-tsé-Kiang, ont été envahies successivement.

En 1899, le port de Nioutchouan, qui se trouve au fond du golfe du Pé-Tchi-Li, a été le siège d'une grave épidémie de peste; on estime à 2.000 le nombre des décès. Des cas de peste ont été signalés à Kai-Tchou et à Niou-Kia-Toun, poste russe situé à proximité de Nioutchouan. « La proximité de Tien-Tsin et surtout ses rapports commerciaux avec Nioutchouan nous permettent de supposer, écrit M. Matignon en 1899, que l'an prochain cette grande cité de près d'un million d'habitants sera aussi contaminée; le bruit a même couru, en novembre, que 1 ou 2 cas s'y étaient produits, mais je n'ai pu avoir par mes deux confrères français confirmation de ce fait. Tien-Tsin atteint, Pékin, vu la rapidité, l'importance et la facilité des communications, ne tardera pas à l'être à son tour. »

En Mongolie, M. Matignon signale l'existence de foyers de peste à Dolon-Nor, à Keroloun et à Nichik-Goun.

On voit, par ce rapide résumé du travail de M. Matignon, que les régions dans lesquelles va évoluer l'armée internationale de Chine sont bien suspectes au point de vue de la peste; espérons que les grands mouvements de troupes et les misères inséparables de la guerre n'auront pas pour effet de réveiller la peste et de provoquer une épidémie plus étendue que les petites épidémies dont il vient d'être question. Il est à souhaiter que la paix soit bientôt faite et que nos soldats reviennent rapidement de cette campagne.

7° *Béribéri*. — Le béribéri a été observé dans deux de nos colonies, au Sénégal et à Poulo-Condore, presque toujours sur des prisonniers indigènes mal nourris.

Sur 190 béribériques, admis à l'hôpital de Saint-Louis en dix ans, 180 au moins provenaient de la prison. L'alimentation des prisonniers se compose presque exclusivement de riz bouilli et de poisson salé; parmi les causes adjuvantes, M. le Dr Ch. Carpot de Saint-Louis signale: l'humidité, la privation de lumière solaire et l'inaction.

En 1898, une grave épidémie de béribéri a sévi dans le bagne de l'île de Poulo-Condore, qui reçoit les indigènes de l'Indo-Chine condamnés aux travaux forcés; la mortalité a atteint dans ce bagne le chiffre énorme de 67 pour 100 et sur un total de 550 décès 405 sont dus au béribéri.

Le béribéri est une maladie de misère qui est produite surtout par une alimentation exclusive par le riz. Les prisonniers de Poulo-Condore ne recevaient guère que du riz et du poisson salé; les règlements qui prescrivaient de varier cette alimentation n'étaient pas appliqués.

L'épidémie a pris fin lorsqu'on s'est décidé à améliorer l'alimentation des prisonniers en leur donnant de la viande, des légumes frais et quelques condiments.

Il est à souhaiter que des faits aussi regrettables ne se renouvellent pas et, qu'à l'avenir, on observe mieux au bagne de Poulo-Condore les règlements concernant l'alimentation des détenus. Dans les conditions d'alimentation où se sont trouvés placés les détenus du bagne de Poulo-Condore, le béribéri n'est pas seul à craindre, le scorbut ne tarderait pas lui aussi à se montrer.

IV

Vœux

Au début de ce rapport, j'ai montré que le fonctionnement du service des épidémies était très défectueux et que ce service avait grand besoin d'être réorganisé; la création d'une commission dans laquelle les médecins des épidémies seraient fortement représentés paraît indiquée pour préparer cette réorganisation.

Je me contenterai d'énumérer ici quelques-unes des mesures qui pourraient être prises pour améliorer le fonctionnement du service des épidémies en attendant une réorganisation de ce service.

1° Beaucoup de médecins ne se conforment pas aux prescriptions de la loi du 30 novembre 1892 sur la déclaration des maladies contagieuses; il est à désirer que des mesures soient prises pour assurer l'exécution régulière des prescriptions de cette loi.

2° Il y aurait lieu de demander à MM. les maires d'inscrire toujours la cause des décès et de communiquer aux médecins des épidémies un extrait du registre des décès donnant les causes des décès.

3° Il est à désirer que les instituteurs ou institutrices signalent aussitôt que possible les cas de maladies contagieuses qui se produisent parmi leurs élèves, pour que les mesures préventives puissent être prises à temps et que le médecin lorsqu'il arrive ne se trouve pas en présence d'une épidémie en pleine extension; ces déclarations, qui se font bien dans certains arrondissements, sont tardives dans d'autres.

La transmission des déclarations des instituteurs par la filière administrative fait perdre un temps précieux. Il est à désirer que les déclarations soient adressées directement aux médecins des épidémies.

4° Il est à désirer que les instituteurs ou institutrices ne réadmettent, dans les écoles, les enfants qui ont été atteints de maladies contagieuses qu'avec un certificat médical constatant que les délais prescrits pour chacune de ces maladies par le Comité consultatif d'hygiène ont été observés. Des convalescents de variole, de scarlatine ou de diphtérie, bien que guéris en apparence, peuvent disséminer, au moins pendant quelque temps, des germes virulents.

5° L'attention des médecins des épidémies devrait porter sur toutes les maladies épidémiques et non pas seulement (comme il arrive dans certains arrondissements) sur les maladies dont la déclaration est obligatoire. Il est à désirer notamment que la diarrhée infantile figure dans les statistiques et qu'elle ne soit pas confondue avec les diarrhées cholériformes des adultes ou les dysenteries.

6 ° La statistique des maladies épidémiques devrait être établie, dans tous les arrondissements, sur des imprimés du même modèle.

7° Il est très regrettable que tous les ans un certain nombre de départements n'envoient ni statistique des maladies épidémiques, ni rapports des médecins des épidémies.

8° Il serait nécessaire de développer le service de la désinfection, qui, dans beaucoup d'arrondissements, n'existe pas ou n'existe qu'à l'état rudimentaire.

Dans bon nombre d'arrondissements, il n'y a pas d'étuve mobile pour la désinfection des effets d'habillement, du linge et de la literie; il est à désirer que cette lacune soit comblée et que, dans chaque arrondissement, il existe une équipe au moins de désinfecteurs de profession, qui se transporteraient dans les communes où il serait nécessaire de pratiquer des désinfections.

Lorsque le service de désinfection se sera développé, on peut espérer que les déclarations des maladies contagieuses se feront plus régulièrement qu'elles ne se font aujourd'hui.

9° Il est à désirer qu'on multiplie les laboratoires destinés aux recherches bactériologiques; ces laboratoires sont indispensables notamment pour la recherche du bacille de la diphtérie et pour l'expertise des eaux potables.

10° Il serait utile de rédiger, pour chaque maladie contagieuse (la tuberculose comprise), une instruction courte et simple indiquant les mesures à prendre pour empêcher la propagation de la maladie et les moyens de désinfection à employer lorsque la désinfection ne pourrait pas être faite par des désinfecteurs de profession.

Ces instructions seraient distribuées par les employés des mairies et par les médecins.

11° L'attention des municipalités devra se porter sur les personnes provenant d'un foyer épidémique et plus spécialement sur les chemineaux et bateleurs, qui sont souvent la cause de dissémination des maladies contagieuses.

12° En ce qui concerne l'armée, les mesures suivantes sont à recommander.

Pendant les routes ou les manœuvres, aucun militaire atteint d'une maladie contagieuse ne sera logé chez l'habitant: quand on constatera qu'un militaire logé chez l'habitant est atteint d'une maladie contagieuse, toutes les mesures nécessaires seront prises pour empêcher la propagation de la maladie dans la population civile: après évacuation du malade, la désinfection des locaux souillés sera faite avec soin.

Par contre, lorsque des passages militaires seront annoncés, les municipalités des localités désignées pour les cantonnements devront informer l'autorité militaire de l'existence des maladies contagieuses qui règnent dans ces localités.

Les militaires des armées de terre ou de mer atteints de maladies contagieuses ne seront envoyés en congé de convalescence que si leur maladie n'est plus transmissible; la surveillance devra s'exercer en particulier sur les convalescents de scarlatine, de diphtérie et de dysenterie.

Les militaires des armées de terre ou de mer réformés pour tuberculose pulmonaire seront pourvus gratuitement d'un crachoir de poche et on leur remettra une instruction sur les dangers de la contagion de la tuberculose et sur les mesures à prendre pour les éviter.

13° Les épidémies d'origine hydrique, de dysenterie et de fièvre typhoïde surtout, ont été communes en 1899; l'eau distribuée dans beaucoup de villes est de mauvaise qualité; la pollution des puits par les purins est, dans les campagnes, la cause d'un grand nombre d'épidémies de fièvre typhoïde. Les matières fécales des typhoïdiques sont souvent jetées sur les fumiers, ce qui facilite la propagation de la maladie.

Il est nécessaire de prendre des mesures générales pour la protection des eaux; la législation actuelle est impuissante à cet égard. Une loi ayant spécialement pour objet la protection des sources, des cours d'eau, des puits, des fontaines, est réclamée par tous les hygiénistes.

14° Lorsque des cas d'une maladie d'origine hydrique présumée se produisent dans une localité, la municipalité, au lieu de chercher à dissimuler ces cas, comme il arrive trop souvent, devrait les signaler et avertir la population qu'il y a lieu de faire usage d'eau bouillie pour la boisson.

15° Les médecins des épidémies qui sont chargés de faire des enquêtes dans les localités où l'existence de maladies épidémiques a été signalée devraient recevoir les mêmes indemnités que les médecins chargés des expertises médico-légales.

16° La somme de 300 francs allouée à l'Académie de médecine pour récompenser les médecins des épidémies est tout à fait insuffisante;

la Commission des épidémies ne peut même plus faire figurer la médaille d'or sur sa liste de propositions et cependant elle reçoit chaque année des travaux d'un grand intérêt qui mériteraient largement cette récompense. L'Académie espère, depuis quelques années déjà, que le Gouvernement de la République voudra témoigner de l'intérêt qu'il attache au service des épidémies en relevant le chiffre de cette allocation.

17° Au moment où je termine la rédaction de ce rapport, le rapport des épidémies pour 1898 n'a pas encore été distribué ; il est à désirer · qu'un intervalle d'une année ne s'écoule pas entre le dépôt du rapport des épidémies et sa publication ; ce retard enlève en effet à ce rapport beaucoup de son intérêt.

L'Académie recommande à la bienveillance de Monsieur le ministre de l'Intérieur MM. les Dʳˢ BLANQUINQUE, BOQUIN, FIESSINGER, MANOUVRIEZ, qui ont épuisé la liste des récompenses académiques et auxquels de grands services rendus dans l'étude des épidémies ouvrent des droits incontestables à la croix de la Légion d'honneur.

PROPOSITIONS DE RÉCOMPENSES (¹)

L'Académie a l'honneur de soumettre à votre approbation, Monsieur le Ministre, les propositions suivantes concernant les récompenses à accorder aux médecins qui ont envoyé les travaux les plus intéressants.

Rappels de médailles d'or.

M. le Dʳ Bᴇʀᴛɪɴ, de Nantes, *pour ses travaux sur l'assainissement de la ville de Nantes.*

M. le Dʳ Bʟᴀɴǫᴜɪɴǫᴜᴇ, de Laon, *pour son rapport sur les épidémies dans l'arrondissement de Laon en* 1899.

M. le Dʳ Fɪᴇssɪɴɢᴇʀ, d'Oyonnax, *pour son travail intitulé: Rougeoles, grippes et pneumonies en* 1899.

M. le Dʳ Lᴇ Rᴏʏ ᴅᴇs Bᴀʀʀᴇs, de Saint-Denis, *pour son étude sur la fièvre typhoïde à Paris en* 1899.

M. le Dʳ Mᴀɴᴏᴜᴠʀɪᴇᴢ, de Valenciennes, *pour son rapport sur les épidémies dans l'arrondissement de Valenciennes en* 1899.

M. le Dʳ Mɪɢɴᴏᴛ, de Chantelle, *pour son rapport sur les épidémies dans l'arrondissement de Gannat en* 1899.

M. le Dʳ Pᴇɴɴᴇᴛɪᴇʀ, de Rouen, *pour son rapport sur les épidémies dans l'arrondissement de Rouen en* 1899.

---

(1) Ces récompenses ont été accordées, conformément aux propositions de l'Académie de médecine, par un arrêté du Président du Conseil, ministre de l'Intérieur et des Cultes, du 12 décembre 1900 et publiées au *Journal officiel* du 12 janvier 1901.

Médailles de vermeil.

M. le Dʳ ANDRÉ, de Toulouse, *pour son rapport sur les épidémies dans l'arrondissement de Toulouse en* 1899.

M. le Dʳ FLEURY, de Saint–Étienne, *pour son rapport sur les épidémies dans l'arrondissement de Saint–Étienne en* 1899.

Rappels de médailles de vermeil.

M. le Dʳ BOQUIN, d'Autun, *pour son rapport sur les épidémies dans l'arrondissement d'Autun en* 1899.

M. le Dʳ VERGELY, de Bordeaux, *pour son rapport sur les épidémies dans le département de la Gironde en* 1899.

Médailles d'argent.

M. le Dʳ BILLET, de Lons-le-Saunier, *pour son rapport sur les épidémies dans l'arrondissement de Lons-le-Saunier en* 1899.

M. le Dʳ COURTADE, d'Outarville, *pour son rapport sur les épidémies dans le canton d'Outarville en* 1899.

M. le Dʳ FICATIER, de Bar-le-Duc, *pour son rapport sur les épidémies dans l'arrondissement de Bar-le-Duc en* 1899.

M. le Dʳ FOUCAULT, de Fontainebleau, *pour son rapport sur les épidémies dans l'arrondissement de Fontainebleau en* 1899. .

M. le Dʳ KERMORGANT, Inspecteur général du service de santé des colonies, *pour son travail intitulé*: *Morbidité et Mortalité enregistrées dans les établissements hospitaliers de nos différentes colonies en* 1898.

M. le Dʳ LESTOCQUOY, d'Arras, *pour son rapport sur les épidémies dans l'arrondissement d'Arras en* 1899.

M. le Dʳ MATIGNON, médecin aide–major de 1ʳᵉ classe, attaché à la légation de France en Chine, *pour ses travaux sur la peste en Chine.*

M. le Dr RAYER, des Andelys, *pour son rapport sur les épidémies dans l'arrondissement des Andelys en* 1899.

M. le Dr SCHWARTZ, médecin de colonisation à Aïn-el-Ksar, *pour son travail intitulé : Épidémies de variole et de typhus exanthématique ayant sévi en* 1899 *sur les indigènes de la commune mixte d'Aïn-el-Ksar.*

Rappels de médailles d'argent.

M. le Dr BASTIOU, de Lannion, *pour son rapport sur les épidémies dans l'arrondissement de Lannion en* 1899.

M. le Dr GOREZ, de Lille, *pour son rapport sur les épidémies dans l'arrondissement de Lille en* 1899.

M. le Dr LEGROS, de Rochefort, *pour son rapport sur les épidémies dans l'arrondissement de Rochefort en* 1899.

M. le Dr LENOEL, d'Amiens, *pour son rapport sur les épidémies dans l'arrondissement d'Amiens en* 1899.

M. le Dr MATHIEU, de Vassy, *pour son rapport sur les épidémies dans l'arrondissement de Vassy en* 1899.

M. le Dr PUJOS, d'Auch, *pour son rapport sur les épidémies dans le département du Gers en* 1899.

M. le Dr REUMAUX, de Dunkerque, *pour son rapport sur les épidémies dons l'arrondissement de Dunkerque en* 1899.

Médailles de bronze.

M. le Dr AUGER, de Bolbec, *pour son rapport sur les épidémies dans le canton de Bolbec en* 1899.

M. le Dr BILLET, médecin-major de 1re classe à l'hôpital militaire de Constantine, *pour son travail intitulé : La fièvre typhoïde dans la garnison de Constantine en* 1899.

M. le Dr BODIN, de Rennes, *pour son rapport sur les épidémies dans le département d'Ille-et-Vilaine en* 1899.

M. le Dr ÉVRARD, d'Épernay, *pour son rapport sur les épidémies dans l'arrondissement d'Épernay en* 1899.

M. le Dr FROTTIER, du Havre, *pour son rapport sur les épidémies dans l'arrondissement du Havre en* 1899.

M. le Dr GROSCLAUDE, d'Elbeuf, *pour son rapport sur les épidémies dans le canton d'Elbeuf en* 1899.

M. le Dr LAFFORGUE, médecin aide-major de 1re classe aux hôpitaux militaires de la division de Constantine (Khenchela): *Manifestations aiguës du paludisme dans l'Oued-Rir (Algérie).*

M. le Dr LECOQ, d'Yvetot, *pour son rapport sur les épidémies dans l'arrondissement d'Yvetot en* 1899.

M. le Dr MARQUÉZY, de Neufchâtel, *pour son rapport sur les épidémies dans l'arrondissement de Neufchâtel en* 1899.

M. le Dr MOULONGUET, d'Amiens, *pour son rapport sur les épidémies dans le département de la Somme en* 1899.

M. le Dr NOËL, de Reims, *pour son rapport sur les épidémies dans l'arrondissement de Reims en* 1899.

M. le D^r OTT, de Lillebonne, *pour son rapport sur les épidémies dans le canton de Lillebonne en* 1899.

M. le Dr SCHIEFFER, de Beni-Saf (Oran), *pour sa relation de l'épidémie de diphtérie qui a régné en* 1899 *à Beni-Saf (Algérie).*

M. le Dr SOCKEEL, de Douai, *pour son rapport sur les épidémies dans l'arrondissement de Douai en* 1899.

M. le Dr TIMAL, de Cambrai, *pour son rapport sur les épidémies dans l'arrondissement de Cambrai en* 1899.

Rappels de médailles de bronze.

M. le Dr BLUSSON, de Larche, *pour son rapport sur les épidémies dans l'arrondissement de Brive en* 1899.

M. le Dr CARON, de Dieppe, *pour son rapport sur les épidémies dans l'arrondissement de Dieppe en* 1899.

M. le Dr DOMMARTIN, médecin-major de 2e classe, médecin-chef de l'hôpital militaire de Batna, *pour son travail intitulé: Une épidémie de typhus exanthématique à Sétif.*

M. le Dr MERZ, médecin-major de 1re classe au 96e régiment d'infanterie à Lyon, *pour son travail intitulé: La garnison de Gap.*

M. le Dr PILLET, de Niort, *pour son rapport sur les épidémies dans l'arrondissement de Niort en* 1899.

M. le Dr QUENOUILLE, de Sens, *pour son rapport sur les épidémies dans l'arrondissement de Sens en* 1899.

M. le Dr SUBERCAZE, de la Ferté-Alais, *pour son travail intitulé: De la tuberculose dans les campagnes, envisagée au point de vue de la contagion.*

Conclusions et propositions approuvées par l'Académie de médecine dans ses séances des 16 octobre et 6 novembre 1900.

LE SECRÉTAIRE PERPÉTUEL,

J. BERGERON.

TABLE DES MATIÈRES

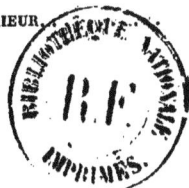

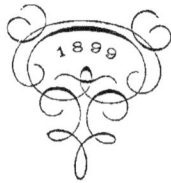

1899